Der Wunderbaum MORINGA

D1925752

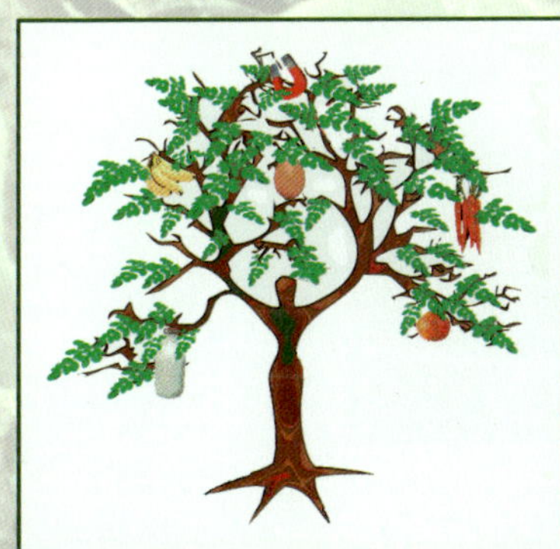

Hesper-Verlag

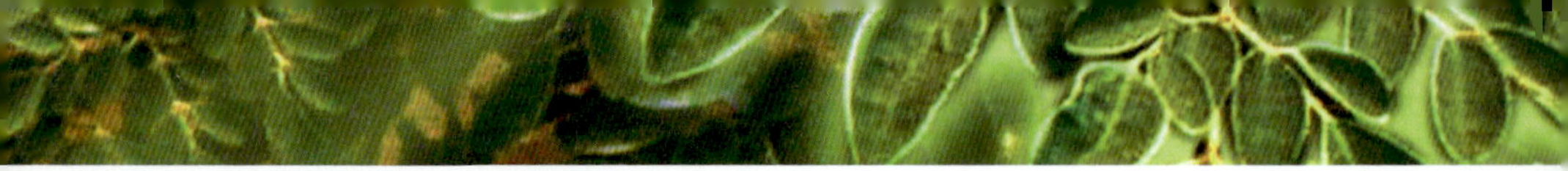

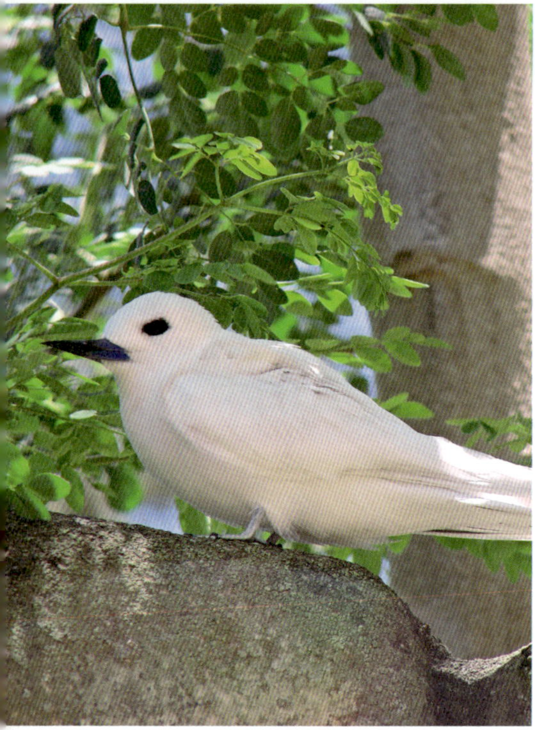

© Hesper-Verlag, Saarbrücken
4. Auflage: 2012

Gestaltung und Satz: Patrick Horn, www.horn-mueller.de
Fotos: Kim Star, Hans-Peter Zgraggen, ValMan
Lektorat: Anya Stössel
Kontakt: www.hesper-verlag.de

ISBN 978-3-9812259-1-4
Alle Rechte vorbehalten

INHALTSVERZEICHNIS

Der moderne Mensch, seine Freizeit, seine Entspannung und sein Umgang mit der Natur. Der moderne Mensch und sein Bedürfnis nach Zuneigung und Wohlbefinden. Der moderne Mensch, seine Gesundheit und seine präventiven Bemühungen, gesund zu bleiben.

Gehören Sie auch zu den Menschen, die sich keine Extras leisten können? Die sicher sind, dass eine hochwertige, natürliche, ausgewogene und ganzheitliche Gesundheitsprävention mit sogenannten Provitaminen vor allen Dingen für Ihre persönliche Gesundheit und die Ihrer Familie die allerbeste und preiswerteste Therapie und noch dazu die mit der höchsten gesundheitlichen »Rendite« ist?
Millionen von Menschen in den USA und Japan folgen diesem alten neuen Trend bereits und können damit zum Beispiel einen neuen natürlichen und eigenverantwortlichen Umgang mit ihrem Körper, ihrer Gesundheit und einer aktiveren Erotik und Sexualität erlernen, auch wenn sie die 40 Jahre schon überschritten haben.
Bekanntlich haben mehr als 30 % der Männer in Europa, USA und Japan über 40 Jahre damit nicht nur manchmal »gewisse Probleme«. Das sich vielleicht paradox anhörende Credo einer solchen Philosophie und ihrer Anwendung im Alltag wird auch als »Nachhaltigkeitsdenken« bezeichnet.
Parallel zu dieser Entwicklung kommt der Versuch einer individuellen, persönlichen »Entschleunigung« unseres Alltags mit der Chance, wieder ein bisschen mehr Eigenverantwortung für unseren alltäglichen Zeitablauf zu bekommen und wieder eine individuelle »Zeitsouveränität« herzustellen. Wenn diese neuen Begriffe mit Inhalten gefüllt werden, könnte dies der Anfang zu einem ganz neuen Bewusstsein im Bereich der Gesundheit, der Freizeit, des Wohlfühlens und der Gesundheitsvorsorge für Sie selbst und Ihre ganze Familie sein. Sicher haben Sie sich auch schon oft gefragt, warum manche Menschen mit Krankheiten besser umgehen, während Sie ständig erschöpft sind und jede Grippe mitnehmen, die gerade kursiert.

Wieso sind einige Menschen stets ausgeglichener und zufriedener als Sie, auch wenn deren Leben nicht leichter ist als das Ihre?

Wo liegen die Gründe hierfür?
Besitzen einige Menschen ein besseres Immunsystem als andere? Ist deren Nervenkostüm robuster?
Es ist meistens nichts von alledem.
Menschen wie die oben beschriebenen sind nicht besser »ausgestattet« als Sie.
Aber sie besitzen und nutzen bewusst oder instinktiv ein Wissen, das unsere westliche Welt erst seit kurzem wieder für sich entdeckt hat.
Sicherlich haben auch Sie mittlerweile erkannt, dass sich Gesundheit nicht über Äußeres definiert – mit einem Lederbraunton aus dem Sonnenstudio, einem Aufpeppen der Brüste mit Silikon, dem Absaugen des Hüftspecks, dem Glätten der Falten mit Botox, dem Auffüllen der Lippen mit gefährlichen Stoffen oder einer neu propagierten modischen Mangeldiät, die sich nach kurzer Zeit durch den bekannten Jo-Jo-Effekt ins Gegenteil verkehrt.
Zum einen haben die Eingriffe, abgesehen von ihren schweren und nicht ungefährlichen Nebenwirkungen, bekanntlich nur eine sehr begrenzte Wirkungszeit. Nach kurzer Zeit müssen sie dann wiederholt, müssen Brustimplantate ausgetauscht und die Fettspeicher wieder geleert werden. Die gestraffte Haut senkt sich nach kurzer Zeit wieder nach unten, und man muss sie erneut straffen.
Das Ergebnis ist oft ein eingefrorenes »Lächeln«, und Ihre alten Bekannten erkennen Sie kaum wieder.

Wahre Gesundheit ist nur möglich, wenn Körper, Geist und Seele ins Gleichgewicht gebracht werden. Und das funktioniert nicht zwingend mit an den Symptomen der Krankheiten arbeitenden chemischen Pillen, sondern nur mit einer ausgewogenen gehaltvollen Ernährung und natürlichen Provitaminen. Durch eine solche Gesunderhaltung des Körpers können der Geist und die Seele entspannen, und der Mensch kann im Einklang mit sich leben.

Das heißt, dass das wahre Glück, die Akzeptanz unserer Person und unseres Soseins in uns selbst liegt und wir durch unsere aktive natürliche Lebensweise und Ernährung unsere eigene Zufriedenheit und unsere Erfolge in der Familie und im Beruf selbst beeinflussen können.

Es hängt also sehr viel von uns selbst ab, ob unser Leben glücklich, reich, harmonisch und erfolgreich ist und wir uns zu einer freien Persönlichkeit entwickeln. Denn dazu wurden wir geboren und nicht, um Sklaven von modernen, plastischen Ersatzteillagern oder Versuchskaninchen für chemische Produkte zu sein, an dessen Neben- beziehungsweise Folgewirkungen nachweislich mehr als Hunderttausende von Menschen pro Jahr sterben.

Leider sind Deutschland und das übrige Europa nach wie vor Entwicklungsländer, wenn es um Ernährungsmedizin und die optimale Versorgung mit natürlichen und ausgewogenen Provitaminen und Mikronährstoffen geht.

Zugegeben, es ist nicht leicht, ein solches Gleichgewicht zu erreichen und die tägliche Beschaffung von ausgewogenen natürlichen Provitaminen zu organisieren – dies besonders vor dem Hintergrund der Beeinflussbarkeit des Menschen durch Hunderte von Millionen Euro teurer Werbung in allen Medien für die angeblichen Schnelllösungen der Chemie.

Das Gleiche gilt übrigens für die Fastfood-Industrie, die ihre Produkte tatsächlich »Nahrungsmittel« nennt, obwohl niemand sie jemals essen würde, wenn bekannt wäre, aus welchem chemischen Mix sie bestehen.

Trotz halbgarer Proteste der Industrie ist inzwischen wissenschaftlich bewiesen, dass es kaum eine effektivere Methode gibt, als mit einem Mikrowellengerät in sowieso schon denaturierten Lebensmitteln veränderte Substanzen wie Freie Radikale in großer Anzahl zu erzeugen. Diese Geräte sind sogar in der Lage, zum Beispiel aus Kuhmilchprodukten Aminosäuren herzustellen, die in der Natur gar nicht vorkommen.

Es ist daher sehr verständlich, wenn man sich allzu oft allein gelassen fühlt im Dschungel alternativer und ganzheitlicher Therapien und Erkenntnisse, der bunten Werbung der Industrie für die schnellen Snacks, die schnell heißgemachten Suppen, Pizzas und die zu fetten Fertiggerichte oder die schnellen Pillen gegen alle möglichen Arten von Schmerzen.

Ein Weg zu einem gesundheitsbewussten Leben mit natürlichen Nahrungsmitteln, Getränken und natürlichen Provitaminen als Nahrungsergänzungsmitteln könnte die jahrtausendalte, in Europa und USA »neu entdeckte«, indische Gesundheits-Philosophie »Ayurveda« sein.

Diese aus der Natur entwickelte ganzheitliche Gesundheitsphilosophie versucht vor allem, eine innere Balance des Geistes und des Körpers zu erreichen und zu erhalten. Ihre Philosophie ist es, Krankheiten so weit wie möglich erst gar nicht entstehen zu lassen, sondern aktiv zu versuchen, sie im Alltag im Rahmen ihrer individuellen ganzheitlichen Gesundheitsprävention zu vermeiden.

Ayurveda ist ein Zweig der vedischen Wissenschaft und verkörpert das vollständige Wissen vom langen und gesunden Leben. Dabei betrachtet das Ayurveda den Menschen als untrennbare Einheit von Körper, Geist, Verhalten und Umwelt und versucht, diese Einheit aufrechtzuerhalten oder – wenn sie verlorengegangen ist – wiederherzustellen.

Diese alte vedische Lehre hat fast alle Kulturen und Medizinsysteme stark geprägt wie zum Beispiel die tibetische Heilkunde, die alte ägyptische Medizin und die traditionelle Heilkunde Chinas und Persiens.

Selbst Hippokrates, auf den viele Ärzte der sogenannten modernen Medizin bis heute wohl leider nur noch symbolisch ihren Eid der ärztlichen Ethik schwören, ist ein Anhänger des Ayurveda gewesen.

Alle diese alten Kulturen benutzten zum Beispiel das wohlriechende essbare Öl aus Moringasamen, um daraus Parfum oder Hautschutz- und Pflegemittel herzustellen. Noch heute werden in Asien mehr als 70 % aller Menschen sehr erfolgreich mit Mitteln und Methoden dieser traditionellen Naturheilkunde behandelt und nutzen sie auch zur preiswerten kosmetischen Grundbehandlung.

Wenn die Kerzen auf Ihrem Geburtstagskuchen irgendwann immer zahlreicher werden, merken Sie, dass Sie keine achtzehn mehr sind und lange nicht mehr so aktiv, wie Sie eigentlich glaubten.

»Forschen« Sie nach den Ursachen
des Unwohlseins, der Krankheit,
verdecken Sie nicht die Symptome mit Medikamenten,
betrachten Sie Ihren Körper und Ihren Geist als Gesamtes,
stärken Sie die Selbstheilungskräfte Ihres Körpers,
und bezahlen Sie lieber Geld für die Erhaltung der Gesundheit,
als für die Behandlung einer Krankheit!
Und erinnern Sie sich daran, dass in Indien und China die Ärzte nur eine Bezahlung erhielten, wenn die Patienten gesund wurden!

Was ist nun also dran an der bemerkenswerten Wiederentdeckung einer uralten »Wunderpflanze«? Der Moringa-Oleifera-Baum ist ein unscheinbarer, sehr schnell wachsender Baum, der unter trockenen, sandigen Bedingungen in Indien, Indonesien, Sri Lanka und in letzter Zeit auch in afrikanischen und zentralamerikanischen Ländern wächst und dessen Produkte die zuvor definierten Ziele, Wünsche und Bedürfnisse in den Kulturen dieser Länder seit Jahrtausenden zu erfüllen scheint.
Der Baum wächst innerhalb des ersten Jahres in der freien Natur bis vier Meter hoch und trägt in dieser Zeit auch schon Früchte. Jeder Teil des Moringabaumes ist auf gewisse Weise als Provitamin nutzbar.

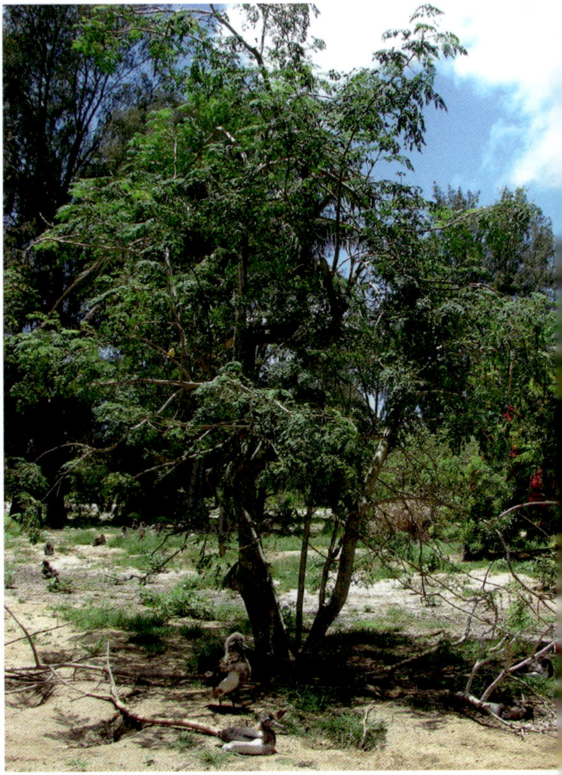

Moringabaum

Nutzungsmöglichkeiten in Europa, USA, Asien, Afrika und Zentralamerika

Die vielfältigen Produkte des Moringabaumes mit ihren vielen verschiedenen Verwendungs- und Nutzungsmöglichkeiten im natürlichen Nahrungsergänzungsbereich stellen im Hinblick auf die vorgenannten Möglichkeiten der Gesundheitsprävention und dem damit einhergehenden ganzheitlichen Erreichen von Zielen, eine unglaubliche Chance dar, ab sofort wieder an

natürliche, ausgewogene Ernährung und Nahrungsergänzungsmittel zu glauben.
Moringa ist seit Tausenden von Jahren nicht nur als ausgezeichnete natürliche Nahrungsquelle und als natürlicher Energieverstärker – angereichert mit Nährstoffen, Vitaminen, Mineralien und Aminosäuren – bekannt, sondern Moringa gibt dem Körper auch alles, was er für eine ausgewogene Ernährung und Gesundheitsvorsorge mit Provitaminen braucht, um gut durch den oftmals hektischen Alltag oder auch nur durch ein aktives und spannendes, aber anstrengendes Wochenende zu kommen.
Allerdings handelt es sich bei dieser Energie nicht um eine Energie auf Zuckerbasis, wie bei den von der Industrie so vielfältig angebotenen Power Snacks, bei denen man sich für eine gewisse Zeit hyperaktiv und danach wie ausgelaugt fühlt oder auf Basis angeblich anregender synthetischer Vitamine, die niemals die Körperzellen erreichen.
Moringaprodukte schaffen es durch ihre unnachahmliche natürliche biologische Zusammensetzung und die Ausgewogenheit ihrer Inhaltsstoffe vielmehr, den Körper auf ganzheitliche und natürliche Art und Weise wieder zu aktivieren.
Durch die Moringa-Provitamine bekommen Sie Ihre frühere Kraft und Energie wieder zurück, die Sie meinen verloren zu haben!

Kein anderes Nahrungsmittel, Getränk oder Öl, nicht einmal das uns wohlbekannte wertvolle Olivenöl, kann Ihrem Körper, Ihrer Haut oder Ihren Haaren auch nur annähernd so viele Nährstoffe, Vitamine, Mineralien, Aminosäuren, Öle und Antioxidantien für eine natürliche bioaktive und erfolgreiche Gesundheitsprävention mit den ungemein wichtigen Provitaminen zur Verfügung stellen wie der Moringabaum!

Biochemiker und viele andere Wissenschaftler der großen Pharmakonzerne sind bei ihrer ständigen Suche nach neuen Wegen und Mitteln, um den menschlichen Körper zu verbessern bzw. ihm Gutes zu tun, jetzt auch auf den Moringa-Oleifera-Baum gestoßen, haben ihn »neu entdeckt« und nennen ihn **»den Wunderbaum« und die »vitaminreichste Pflanze« auf diesem Planeten!**

Der Moringabaum bietet Ihnen eine unglaubliche Vielfalt an Produkten mit natürlicher Energie, Vitaminen, Mineralien, Ölen, Aminosäuren, Antioxidantien und Anti-Inflammatorien, nach denen Sie immer schon gesucht haben. Diese Produkte aus den Blättern, Wurzeln, Samen, der Rinde und den Blüten des Moringas sind absolut einzigartig und unglaublich in ihrer Wirkung. Man kann also tatsächlich von einem »Wunderbaum« sprechen.

Wenn Sie Moringaprodukte zu sich nehmen, brauchen Sie sich keine Gedanken mehr um Vitamin C, Proteine, Mineralien oder Aminosäuren zu machen, denn Moringaprodukte enthalten unter anderem:

doppelt so viel Proteine wie Soja,
siebenmal so viel Vitamin C wie Orangen,
viermal so viel Vitamin A wie Karotten,
dreimal so viel Eisen wie Spinat,
viermal so viel Kalzium wie Milch und
dreimal so viel Potassium und Kalium wie Bananen,
eine sehr große Menge an natürlichem Chlorophyll und einen hohen Anteil an gesundheitsfördernden Omega-3-Ölen.

Moringa – Vitamine

Im Einzelnen enthalten 100 Gramm Moringa:

Wasser (mg) 7,5	Vitamin B Choline (mg) 423
Kalorien 205	Vitamin B1 – Thiamin (mg) 2,64
Fett (g) 2,3	Vitamin B2 – Riboflavin (mg) 20,5
Protein (g) 27,1	Vitamin B3 Nikotin-Säure (mg) 8,2
Ballaststoffe (g) 19,2	Vitamin C Ascorbin-Säure (mg) 17,3
Kohlenhydrate (g) 38,2	Vitamin D
Kalzium	Mangan (mg) 368

Potassium (mg) 204	Vitamin E
K (mg) 1,324	Tocopherol Acetat (mg) 113
Kalium (mg) 0,57	Vitamin K
Eisen (mg) 28,2	Vitamin P
Selen (mg) 870	Rutin
Oxal-Säure	Chlorophyll
Chologen-Säure	Linolensäure (Omega-3)
Mineralien	Beta-Sisterol
Carotin (mg) 16,3	Spurenelemente wie Selen, das bei langfristiger Einnahme die Krebshäufigkeit um 35 % reduziert, Quercetin, Kampferol, Aminosäuren, »essentielle« und »nicht essentielle«

Moringa – Mineralien

Kalzium	Phosphor
Kupfer	Potassium
Mangan	Selen
Eisen	Sulfur
Magnesium	Zink

Da die Moringabaum-Produkte ein Vielfaches der Menge an Proteinen enthalten als Soja, stellen sie nebenbei auch noch ein absolut wirksames, natürliches, hochwertiges und ausgewogenes Phyto-Östrogen dar, und das ohne jegliche Nebenwirkung, so dass die Probleme der **Wechseljahre** deutlich verringert werden.
Daher sind Moringa-Produkte auch ein fester Bestandteil der fernöstlichen Küche und sehr wahrscheinlich auch der einfache Grund, warum Frauen in diesen Ländern seltener unter **Wechseljahrbeschwerden** leiden und nicht mal eine Bezeichnung für dieses Problem haben, das in unseren westlichen Ländern bereits Generationen von Frauen ertragen mussten.

Moringa – Aminosäuren

Moringa enthält zum Beispiel die **»essentielle« Aminosäure Tyrosin** und die **»nicht essentielle« Aminosäure Phenylalanin** (siehe auch nachfolgend unter Gesamtaufstellung »Aminosäure«), die bekanntermaßen die Bausteine unseres Nervenstoffwechsels für die Produktion der Glücksbotenstoffe **Dopamin und Noradrenalin** darstellen, welche wiederum für Gefühle wie Optimismus, Glück und Lebensfreude verantwortlich sind und nachweislich bei Depressionen helfen.
Dopamin vermittelt uns innere Harmonie, ein Gefühl von Heiterkeit und glückseligen inneren Frieden.
Je älter wir werden, desto weniger Dopamin produzieren wir aus **Tyrosin und Phenylalanin.** Deswegen brauchen vor allem ältere Menschen diese Aminosäuren in ausreichendem Maße, um gerade auch im Alter noch diese so wichtigen Gefühle zu erleben. Je mehr wir von diesen Aminosäuren in unseren Körperzellen speichern, desto leichter können wir eine ganzheitliche gesundheitliche Basis schaffen, um all diese vorher genannten Gefühle auch empfinden und erleben zu können.

Aminosäuren sind Bestandteile des menschlichen Körpers, genauer gesagt verkörpern sie die einfachste Bauweise der Eiweiße (= Proteine) und stellen somit auch die kleinsten Bausteine der Proteine dar. Sie werden zur Bildung von Hirn-Botenstoffen, Muskeln, Hormonen, Enzymen und so weiter benötigt.
Ernährungswissenschaftler und Ernährungsmediziner haben sich in den vergangenen Jahrzehnten leider mehr um Vitamine, Mengen- und Spurenelemente, Ballaststoffe, bestimmte Fettsäuren und Pflanzenwirkstoffe als um Proteine und Aminosäuren gekümmert. Aminosäuren sind aber für eine Vielzahl von Stoffwechselprozessen im menschlichen Körper, für die Abwehr fast aller metabolischen Syndrome **(Entzündungen)** und die sich daraus ergebenden äußerlich sichtbaren Allergien **(Hautausschlag oder Ekzeme)** unverzichtbar. Sie sollten deshalb in optimaler Menge und ausgewogener natürlicher Zusammensetzung dem Körper zur Verfügung gestellt werden.

Ein erwachsener Mensch braucht mindestens folgende Tagesdosis (Gramm pro Tag) an Aminosäuren:

Leucin 1,1	Valin 0,8
Isoleucin 0,7	Phenylalanin 1,1
Methyonin 1,1	Tryptophan 0,25
Threonin 0,5	

Wir haben in den westeuropäischen und nordamerikanischen Ländern sicher nicht das Problem, mit Nahrungsmitteln unterversorgt zu sein.
Doch obwohl wir mit einer derart reichlichen Proteinversorgung gesegnet sind, dass Wissenschaftler sogar schon von einer »Eiweißmast« sprechen, haben trotzdem oder gerade deswegen viele Menschen in diesen Teilen der Welt erhebliche gesundheitliche Probleme.
Das liegt vor allen Dingen daran, dass die **Proteinwertigkeit** von Nahrungsmitteln nicht von der Menge, sondern von der Qualität und Ausgewogenheit der sich darin befindenden natürlichen Aminosäuren abhängt.

Das heißt: Fehlt Ihrer normalen, ständig aufgenommenen Nahrung trotz vieler darin enthaltener Proteine eine bestimmte natürliche Aminosäure, so wird die Verfügbarkeit der anderen Aminosäuren im gleichen Verhältnis gemindert!

Diese Erkenntnis unterstreicht:

Nicht die Menge und auch nicht die Kürze der Garzeiten der Fastfood-Produkte, sondern die Qualität und die Ausgewogenheit Ihrer Nahrung und der darin enthaltenen natürlichen Aminosäuren sind maßgebend für Ihre Gesundheit und Ihr allgemeines Wohlbefinden.
Daher ist die Feststellung der Professorin A. Hersh von der Universität von Kalifornien in den USA nicht besonders verwunderlich, wenn sie darlegt, dass eine der vielen Dinge, die sie an **Moringa** so beeindruckt, der Umstand ist, dass er über eine ungewöhnlich und einzigartig große Anzahl der für den Menschen unabdinglichen »essentiellen« und »nicht essentiellen« Aminosäuren verfügt.

Acht von diesen natürlichen Aminosäuren können bis heute nicht synthetisiert, also künstlich »nachgebaut« werden und können nur über unsere Nahrung aufgenommen werden.

Was sind »essentielle« und »nicht essentielle« Aminosäuren?

Nicht alle Aminosäuren, die für den Stoffwechsel lebensnotwendig sind, kann der menschliche Körper selbst aufbauen. Die acht Aminosäuren, die vom Menschen konstant mit der täglichen Nahrung aufgenommen werden müssen, bezeichnet man als »essentielle«, also lebenswichtige Aminosäuren.

Diese acht »essentiellen« Aminosäuren sind:

Isoleucin	Phenylalanin
Leucin	Threonin
Lysin	Tryptophan
Methionin	Valin

Isoleucin unterstützt den Aufbau von Proteinen. Entsprechend sind die Wirkungen sehr ähnlich. **Es gibt den Muskeln und dem Gehirn Energie, unterstützt die Abwehrkräfte und hilft, den Stoffwechsel zu regulieren.**

Leucin kann ohne Umwandlung von der Leber aus direkt in die Muskeln gelangen, wo es als Energiequelle sofort nutzbar ist. Des Weiteren beeinflusst es die Aktivität von Neurotransmittern wie Serotonin und Dopamin.

Außerdem unterstützt es den Aufbau von Proteinen. **Es hilft gut bei allgemeiner Schwäche oder Müdigkeit und ist ein wirksames Mittel gegen körperlichen Stress.**

Lysin ist besonders wichtig für die Zellteilung und das Wachstum, fördert das Knochenwachstum und regt die Zellteilung an. Es ist am Aufbau von Kollagen beteiligt und unterstützt den Fettstoffwechsel. **Es wehrt Viren ab und baut Trypsin auf, das proteinspaltende Enzym der Bauchspeicheldrüse. Es hilft bei Fieberbläschen, Herpes Simplex und anderen Virusinfektionen, unterstützt die Wundheilung, reguliert hohen Blutdruck und hohe Blutfettwerte.**

Methionin unterstützt die **Wundheilung und die Behandlung von Immundefiziten, schützt Ihre Nägel, Haut und Haare,** versorgt den Körper mit Sulfur, senkt den Cholesterinspiegel, steigert die Produktion von Lecithin in Ihrer Leber und zählt zu den Substanzen, die wiederum für den körpereigenen Aufbau von Cystein und Taurin notwendig sind.

Phenylalanin enthält die biochemischen Verbindungen, die als Transmitter für die Kommunikation zwischen Ihren Körperzellen und Ihrem Gehirn zuständig sind. Es stärkt Ihre **Aufmerksamkeit und Ihre Gedächtnisfähigkeit und vermindert ständige Hungergefühle (Fressattacken).**

Threonin kann im Körper zur nicht essentiellen Aminosäure Glycin umgewandelt werden. **Es ist für ein gesundes Wachstum – insbesondere der Knochen – wichtig. Darüber hinaus unterstützt es das Immunsystem und ist für die Reifung der weißen Blutkörperchen unerlässlich. Es hilft bei Angstzuständen, Infektanfälligkeiten und spasmischen Störungen.**

Tryptophan ist eine Vorstufe der Nicotinsäure (Vitamin B3) und hat dadurch den Charakter eines Provitamins. Niacinmangel lässt sich durch die Zufuhr von Tryptophan beheben. Weiterhin wird es zum Neurotransmitter Serotonin umgewandelt und ist dadurch **stimmungshebend.** Es steuert indirekt den Schlaf-Wach-Rhythmus und begünstigt die Zinkaufnahme des Körpers. Angewendet wird es auch bei **Depressionen und Stimmungsschwankungen** (z.B. bei Einnahme der Pille), darüber hinaus bei **Schizophrenie, Schlafstörungen und Heißhungeranfällen.** Auch gegen Vitamin-B3-Mangel und bei **entzündlicher Arthritis** wird es eingesetzt.

Valin steht hauptsächlich für einen **gesunden Nerven- und Muskelapparat.** Es **senkt das Stressempfinden, fördert die Entwicklung der Brustdrüsen und Eierstöcke bei Mädchen** und spielt im Stoffwechsel der Neurotransmitter eine Rolle **(damit also auch bei Stimmungsschwankungen).** Angewendet wird es auch bei **Bewegungsstörungen von Kindern, Degeneration der Muskelzellen und Überempfindlichkeitsreaktionen. Bei Säuglingen sind außerdem noch Arginin und Histidin notwendig und müssen ihnen über die Nahrung zugeführt werden.**

Zu diesen »essentiellen« und »nicht essentiellen« Aminosäuren kommen zwei aminosäureähnliche Mikronährstoffe hinzu:

Taurin gelangt mit dem Verzehr von Fleisch in den Körper. Nur im gesunden Zustand kann der Organismus Taurin aus den Aminosäuren Methionin beziehungsweise Cystein aufbauen. Gelingt dies nicht, mangelt es dem Organismus an der ausgeprägten antioxidativen Wirkung des Taurins, das **Heilungsprozesse unterstützt.** Es spielt eine wichtige Rolle bei der **Fettverdauung, verzögert Folgekrankheiten von Diabetes wie Durchblutungs- und Nervenstörungen, beugt Grauem Star vor und fördert die Herzmuskelleistung bei Herzinsuffizienz.**

Rutin, das auch Vitamin P genannt wird, lagert sich an der Gefäßwand der **Venen ab, fördert deren Elastizität, kräftigt die Blutgefäße und verhindert Stauungen.** Auch wird einem **Schweregefühl in den Beinen** wirksam vorgebeugt. Es ist eines der wichtigsten Bioflavonoide, das für die Kräftigung der Kapillargefäße verantwortlich ist, die Aufnahme von Vitaminen unterstützt und Kollagen im Bindegewebe schützt. Darüber hinaus blockiert Rutin organische Basen wie zum Beispiel Histamin, das zu allergischen **Hautausschlägen** führen kann.

Die zwölf »nicht essentiellen« und vom Körper selbst produzierten Aminosäuren sind:

Alanin	Glutamin-Säure
Arginin	Glyzin
Aspartat	Histidin
Asparagin-Säure	Prolin
Cystin	Serin
Cystein	Tyrosin

Alanin kann im Körper aus Milchsäure (oder Brenztraubensäure) und Ammonium-Ionen gebildet werden. Es kann vom Körper als Vorstufe für die Synthese von Glucose genutzt werden. **Es dient zur Energiebereitstellung und der Regulierung des Blutzuckerspiegels**, insbesondere wenn die Glycogenspeicher geleert sind. Wie die verzweigten Aminosäuren wird auch Alanin bei Kohlehydratmangel verstoffwechselt.

Arginin gilt zusammen mit Folsäure als Vitalkombination mit einer Schlüsselfunktion bei **Erektionsstörungen.** Die immunfördernde Aminosäure beeinflusst die Kraetin-, Protein- und Stickstoffmonoxyd-(NO)-Synthese und wirkt damit einem Proteinverlust (Schwund der Muskelmasse) während Krankheit und Bettlägerigkeit entgegen. Ihre antioxidativen Eigenschaften **stützen die Stabilität des Immunsystems.**

Aspartat wirkt günstig bei **Erschöpfungszuständen**, weil es intrazellulär in Oxalacetat umgewandelt wird. Aspartat hatte in mehreren Studien einen ausgeprägt positiven Effekt bei Müdigkeitssymptomen.

Asparagin-Säure aktiviert den aeroben **Abbau der Nährstoffe**, bei dem im Vergleich zur anaeroben Energiebildung ein Vielfaches an ATP gewonnen wird. Asparagin-Säure ist auch am **Harnstoffzyklus** beteiligt und fungiert dort als Aminogruppen-Donator.

Cystin wird für den **Substanzerhalt und -aufbau des Organismus** benötigt. Ebenso wie Glutamin und Glycin verfügt es über eine ausgeprägte antioxidative Wirkung gegen Freie Radikale. Zu einer Immun-Ernährung gehört deswegen auch die regelmäßige Aufnahme von Cystein, Glutamin und Glycin. Cystin hilft bei der Proteinsynthese und bei der **Neubildung von Hautzellen**.

Cystein wirkt stark antioxidativ. Zusammen mit Glycin und Glutathion bildet Cystein ein wichtiges wasserlösliches Antioxidans und trägt somit zur Bekämpfung schädlicher Freier Radikale bei. Seiner antioxidativen Wirkung verdankt Cystein seine **schützende Kraft gegenüber degenerativen Krankheiten**, da es mit in Zellen eingelagerten Schwermetallen, besonders Kupfer, Verbindungen eingeht und damit hilft, diese auszuscheiden. Weiterhin ist Cystein zusammen mit Pantothensäure an der Synthese von Fettsäuren beteiligt, die für den **Aufbau und Erhalt von Nervenzellen gebraucht werden.**

Glutamin-Säure mit dem NAC-Vitalstoff (N-Acetyl-Cystein) reinigt den Körper zum Beispiel von Schwermetallen und verbessert die biochemischen Verhältnisse in der **Lunge und den Bronchien vor allem bei Rauchern**, neutralisiert **Schimmelpilzgifte** und führt zu einer **Verbesserung des Gedächtnisses**.

Glyzin ist für die Bildung von Immunglobulinen und Antikörpern erforderlich und damit für die Aufrechterhaltung eines **stabilen Immunsystems** unerlässlich. Glycin ist außerdem an der Entgiftungsarbeit der Leber beteiligt.

Histidin ist eine halbessentielle Aminosäure, deren Zufuhr **bei Kindern für das Wachstum** unbedingt notwendig ist. Erwachsene können kurzfristig einen **Histidin-Mangel** ausgleichen. Es wird gegen **Rheuma** und für eine **gesteigerte Libido** eingesetzt. Aus Histidin wird im Körper das Gewebshormon Histamin synthetisiert, welches **gefäßerweiternd wirkt** und die **Magensaftsekretion anregt**. Es ist auch an der Produktion von Hämoglobin in den roten Blutkörperchen beteiligt und aktiviert die weißen Blutkörperchen **(Stärkung des Immunsystems).** Hieraus ergeben sich viele positive Anwendungen bei **Anämie, Arthritis, Gelenkschmerzen, -versteifungen und -entzündungen.**

Prolin ist außerordentlich wichtig für **eine normale Funktion und Regeneration des Herzmuskels und beugt überdies Arterienverkalkung vor.**

Serin wird von der Wissenschaft als ein wichtiger Baustein bei der **Entstehung des Lebens** betrachtet. Viele Forscher vermuten, dass Serin dabei eine entscheidende Rolle gespielt hat, denn das Molekül zeichnet sich gegenüber anderen Aminosäuren dadurch aus, dass es ungewöhnlich stabile Cluster aus acht Serin-Molekülen bildet, die ausschließlich D- oder L-Serin beinhalten.

Tyrosin wird in der Leber von Phenylalanin umgewandelt und ist damit indirekt an der Synthese von Adrenalin, Schilddrüsenhormonen und Melanin beteiligt. Es beeinflusst den Stoffwechsel von Neurotransmittern und damit **Stimmungen und die geistige Funktionstüchtigkeit**. Dementsprechend finden die Aminosäuren Anwendung bei **Depression, PMS (Prämenstruelles Syndrom), nachlassendem sexuellen Verlangen, übermäßigem Appetit, Multipler Sklerose, Parkinsonscher Krankheit, Schmerzen, Stress und Hyperaktivität bei Kindern**.

Die **Aminosäuren Lysin und Prolin** wiederum sind die Basis für das jetzt von japanischen Forschern entdeckte Vitamin PQQ, das für eine gesunde Haut und für eine nachhaltige Festigung des Bindegewebes sowie für die Fortpflanzung und die **Gesundheit unseres Nervensystems** direkt verantwortlich ist. Lysin verbessert nebenbei auch noch die Aufnahme von Kalzium im Körper.

All diese vorgenannten Bestandteile sind im Moringabaum in ihrer absolut natürlichen Ausgewogenheit vorhanden und haben durch diese natürliche Energie eine vollkommen andere und viel umfassendere Wirkung als wahllos separat zusammengemixte, synthetisch produzierte Industrie-Aminosäuren beziehungsweise Vitamine!

Aber selbst dieser kurze Ausschnitt der atemberaubender Vielfalt an Provitaminen ist nur ein kleiner Teil der Moringa-Oleifera-Inhaltsstoffe. Die vielen anderen werden wir Ihnen im weiteren Verlauf dieses Buches noch vorstellen.
Mit seinen komplexen Inhalten an natürlichen Provitaminen – Proteinen, Vitaminen, Mineralien, Spurenelementen, essentielle und nicht essentielle Aminosäuren –, seinen Ölen und Fettsäuren, seinen Antioxidantien und seinen Anti-Inflammatorien **ist Moringa tatsächlich ein in der Natur einzigartiges Bio-Kraftwerk.**
Wenn Sie Produkte des Moringabaumes, in welcher Form auch immer, regelmäßig zu sich nehmen, wird Ihr Körper es Ihnen danken und wenige oder keine anderen Nahrungsergänzungsmittel benötigen.

Was leisten Aminosäuren noch zur Immun-Stärkung?

Obgleich alle Aminosäuren – die »essentiellen« wie auch die »nicht essentiellen« – verzichtbar sind, haben einige Aminosäuren einen direkten Einfluss auf die Abwehrfähigkeit des Körpers:

Die Produkte des Moringabaumes enthalten also wie beschrieben alle acht der lebenswichtigen »essentiellen« Aminosäuren, die Ihr Körper nicht selbst produzieren kann, und die zwölf, die Sie nur über Ihre Nahrungsmittel aufnehmen können, sowie zwei der »nicht essentiellen« Aminosäuren, die ein gesunder Körper selbst produzieren kann.

Die Produkte des Moringabaumes stellen allein mit dieser komplexen Konzentration von natürlichen Aminosäuren ein absolutes Novum im Bereich der natürlichen Nahrungsmittel und Nahrungsergänzungsprodukte dar, das bisher von keinem synthetischen, pharmazeutischen Produkt auch nur annähernd erreicht werden konnte.

Natürliche Aminosäuren im Organismus …

… sind unentbehrliche Auslöser und Startersubstanzen für den reibungslosen Ablauf aller Stoffwechselvorgänge.

… spielen als Bausteine eine grundlegende Rolle für das körpereigene Abwehrsystem.

… sind ein elementarer Bestandteil aller Zellmembrane und deshalb für die Transport- und Rezeptorfunktionen unerlässlich.

… sind als Träger der unverfälschten Zellneubildung und -reparatur mit einem Pergamentpapier vergleichbar, auf dem die Erbinformation geschrieben steht.

… sind für jeden Muskel im Körper wichtig, da eine Muskelkontraktion ohne Proteine nicht möglich ist.

… sorgen erst im Bindegewebe für den Transport von Hämoglobin, Sauerstoff, Vitaminen und Mineralstoffen.

… mit unterschiedlichen Kombinationen von natürlichen Aminosäuren üben Hormonfunktionen aus.

Erst das komplette Angebot an natürlichen »essentiellen« und »nicht essentiellen« Aminosäuren schafft die Grundlage für eine verlässliche immunologische Ausgewogenheit.

Aminosäuren und die neue Formel der Abwehr-Optimierung gegen Freie Radikale

Die Pharmazeuten haben eine geflügelte Redewendung:

»Es gibt eine große Anzahl von übergewichtigen Menschen, aber sie sind alle schlecht beziehungsweise unterernährt.«

Der menschliche Körper benötigt einen vollständigen, ausgewogenen und natürlichen Aminosäure-Spiegel, damit seinem Abwehrsystem täglich neue Kräfte zuwachsen. Ausgewogen heißt aber nicht, dass Ihrem Körper damit geholfen ist, wenn Sie ihm – wie oft in allen möglichen Werbemedien suggeriert – einfach eine, zwei oder mehrere synthetisch produzierte Aminosäuren in zufälligen Mengen zusammenmixen, denen auch noch ein paar synthetische Vitamine hinzugefügt wurden und Sie somit glauben, Ihrem Körper damit einen Gefallen oder etwas für Ihre Gesundheitsvorsorge getan zu haben.

Sondern: Ausgewogen heißt, dass Sie Ihren Körper nur mit Produkten versorgen sollten, die uns von der Natur seit Jahrtausenden von Jahren nachweislich in immer ausreichenden Mengen zur Verfügung gestellt werden. Nur eine solche Versorgung Ihres Körpers mit ausgewogenen und natürlichen Aminosäuren gilt als wissenschaftlich anerkannt, sowohl bei der Gesundheitsprävention als auch für die **begleitende Behandlung und Linderung von körperlichen Beschwerden**.

Moringa – Fettsäuren

Moringa enthält Chlorophyll, Linolensäure und Fettsäuren.

Des Weiteren ist das in Moringa enthaltene **Beta-Sitosterol,** das **hohe Cholesterin-Werte** verhindern, einschränken und senken kann, wichtig für unsere Gesundheit.

Es hilft, den **Blutzuckergehalt zu senken** und ist ein absoluter Meister darin, **Entzündungen zu verhindern** beziehungsweise ihnen entgegenzuwirken und sie zum Stillstand zu bringen. Außerdem schützt es Sie vor den Freien Radikalen beziehungsweise es bekämpft diese nachhaltig.

Auch Alpha Carotin, das die Haut, die Augen, die Leber und das Lungengewebe zehnmal mehr vor Schäden der Freien Radikale schützt als das von der Industrie synthetisch produzierte Beta Carotin, ist in Moringa enthalten.

Moringa und seine Öle – Das Bio-Anti-Aging für Ihre Haut

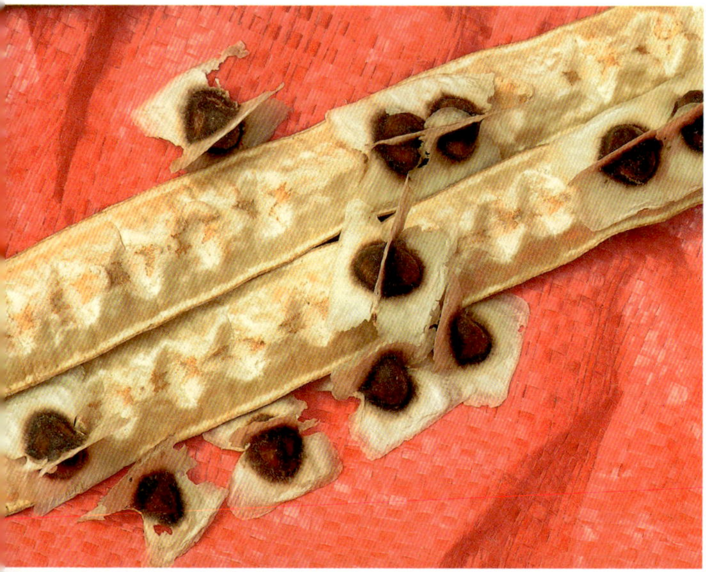

Moringasamen

Öl aus den Samen des Moringabaumes

Laut John Sutherland von der Universität in Leicester, England, ist das kommerzielle Interesse an Öl aus den Samen des Moringa-Oleifera – besser bekannt unter dem Namen »Behen-Öl« – bereits mehr als 200 Jahre alt.
Ebenso wurde es aber auch vor allen Dingen in den Tropen für jede Art der Hautpflege und bei allen Hautproblemen mit großem Erfolg verwendet.
Das Öl hat einen sehr hohen Gehalt an ungesättigten Fettsäuren und wird auch als entzündungshemmendes Pflegemittel benutzt. Außerem wird es heute in der Parfumgewinnung verwendet, um die zarten Duftstoffe aus den jeweiligen Blütenblättern zu extrahieren.
Die erste Studie über die Zusammensetzung des Öls stammt aus dem Jahre 1848. Darin heißt es, dass es eine fettige Säure mit einem hohen Schmelzpunkt ist. Das Öl ist hellgelb, nicht-trocknend, mit einem milden nussigen Geschmack. Die Zusammensetzung des Moringaöls ist der des Olivenöls ähnlich.

Wie bereits vor Jahrtausenden erstmals berichtet, gibt es viele Aussagen und Überlieferungen aus der Ayurveda-Medizin über Hautpflege mit Moringaprodukten, die eine starke heilende Wirkung auf die Haut haben – insbesondere bei Hautentzündungen und Ausschlägen und auch ganz besonders bei Alterserscheinungen der Haut.

Schon die alten Ägypter verwendeten Moringaöl zur Hautpflege und als Wundsalbe. Moringaöl enthält einen starken Antioxidationsstoff, und darin liegt auch seine Stabilität.

Behen-Öl dient seit Jahrtausenden und auch heute noch als Basismittel für Parfums. Hochwertige Seifen und auch Cremes werden aus dem Öl hergestellt. Wegen seiner weich machenden und nährenden Eigenschaften eignet sich Moringaöl wunderbar als Haar- und Hautpflegemittel.

Aber Sie können damit ebenso Ihren Salat würzen. Das leuchtend gelbe Öl hat einen angenehmen Geschmack, liefert Energie und ist qualitativ mit Olivenöl vergleichbar. Eine kleine Menge Behen-Öl sorgt für Abwechslung und dient als Bereicherung im Nahrungsplan von Kindern wie auch von Erwachsenen.

Zusätzlich kann das Öl als Treibstoff, als Ölschmierung für Maschinen oder auch als Brennstoff für Glühlampen verwendet werden.

Das Ölgewinnungsverfahren

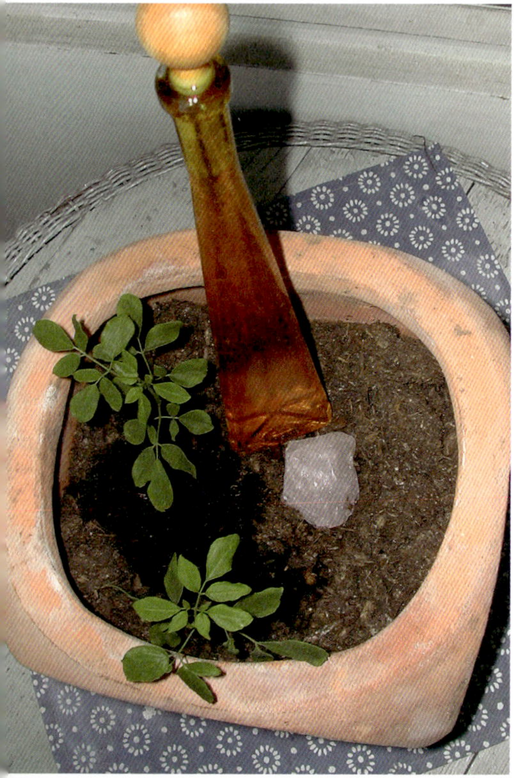

Moringaöl

Wie wird Moringaöl beziehungsweise Behen-Öl hergestellt?

Moringasamen sind im Kern relativ weich, somit kann das Öl recht einfach extrahiert werden.

1. Zerstampfen Sie die Samen.
2. Fügen Sie zirka 10 % Wasser hinzu.
3. Die Menge 10 bis 15 Minuten behutsam erhitzen und aufpassen, dass die Samen nicht verbrennen.
4. Nach dem Kochen seihen Sie die Menge in einen sauberen Behälter. Es dauert ungefähr eine Nacht, bis sich das Öl vom Wasser trennt. Es ist möglich, dass ein paar Stückchen an der Oberfläche schwimmen.

Nachdem das Öl extrahiert ist, hat der recht bitter schmeckende Filterkuchen all die Eigenschaften, die frische Samen haben, um Wasser zu behandeln. Das ist eine wichtige Eigenschaft, denn das Samenpulver behält nach der Ölgewinnung seine Wirksamkeit für die Reinigung von Wasser.

Mit einem Proteingehalt von 60 % ist dieser Filterkuchen auch ein ausgezeichneter Dünger.

Moringa – Antioxidantien und anti-inflammatorische Inhaltsstoffe

In Bezug auf diese Begriffe sollten Sie zuerst wissen, dass solche entzündungshemmenden Stoffe am besten wirken, wenn sie mit anderen ähnlichen natürlichen bioaktiven Stoffen kombiniert werden. Durch eine solche Kombination von entzündungshemmenden Stoffen wird die Wirkung insgesamt weitaus höher als durch eine Einzeleinnahme dieser Stoffe. Der Moringabaum enthält die nachstehend aufgeführten natürlichen bioaktiven Antioxidantien:

Vitamin A	Kampferol
Vitamin C	Quercetin
Vitamin E	Rutin
Vitamin K	Chologensäure
Magnesium	Lutein
Zink	Zeaxanthin
Selenium	Glutathione
Leucin	Beta-Carotin
Cholin	Alpha-Carotin
Zeatin	andere Carotine
Chlorophyll	andere Dioxetane
Beta-Sitosterol	Stigmasterol

Anti-Inflammatorien:

Vitamin A, C und E	Chlorophyll
Magnesium	Beta-Sitosterol
Sulfur	EFA Omega 3
Zink	EFA Omega 6
Kupfer	EFA Omega 9
Isoleucin	Kampferol
Leucin	Quercetin
Phenylalanin	Rutin
Tryptophan	Caffeoylquinic Acid
Cystine	Zeaxanthin
Histidine	Glutathione
Tyrosin	Indol-Säure
Zeatin	

Auch diese 24 Antioxidantien und 27 Anti-Inflammatorien erscheinen alle noch in einer unglaublich natürlichen komplexen Ausgewogenheit und tragen bei der Ernährung mit Moringaprodukten weiterhin gleichzeitig zu einer optimalen präventiven, natürlichen und ganzheitlichen Gesundheitsvorsorge bei, die synthetische Ersatzstoffe in zufälliger quantitativer Mischung nicht annähernd erreichen können. Darüber hinaus tragen diese natürlichen bioaktiven Inhaltsstoffe dazu bei, **Ihr jugendliches, glattes Hautbild zu erhalten,** Ihre Haut vor Freien Radikalen zu schützen und die Regeneration im stetigen Hauterneuerungsprozeß zu unterstützen.

Dermatologie und Neurodermitis – Entzündungshemmende Wirkung des Moringabaumes

Die Überlieferung aus der indischen Ayurveda-Medizin lobt und preist schon seit Jahrhunderten die entzündungshemmende Wirkung von Moringa bei der Behandlung von Wunden.
Diese Wirkung wurde auch wissenschaftlich dokumentiert. So etwa bei **Psoriasis (Schuppenflechte),** die zu den häufigsten Hauterkrankungen in unserer Gesellschaft zählt.
Nicht selten kommt es dadurch später auch zu einer entzündlichen Gelenkbeteiligung. Schuppenflechte kann beispielsweise ausbrechen, wenn sie durch äußere Faktoren wie Abwehrschwäche, Infektionen, neue Medikamente, Störungen des Säure-Basen-Haushaltes, psychische Belastungen, Umweltschadstoffe und vieles mehr aktiviert wird. Denn wenn Schuppenflechte diagnostiziert wird, ist nicht nur die Haut krank, sondern es ist ein sehr deutliches Zeichen Ihres Körpers, dass Ihr gesamtes Immunsystem stark in Unordnung geraten ist. Man spricht hier von einer Auto-Immunkrankheit.
Nach der rheumatoiden Arthritis, die ja letztendlich nur eine Folge und/oder Weiterentwicklung beziehungsweise eine Besonderheit im Rahmen des angegriffenen Immunsystems (Probleme im Fettstoffwechselbereich) darstellt, ist sie die zweithäufigste chronische Entzündungskrankheit.
Nach neuesten wissenschaftlichen Erkenntnissen, sind die zahlreichen, ausgewogenen, komplexen phenolischen Verbindungen der Aminosäuren und der Antioxidantien und Anti-Inflammatorien der Provitamine des Moringa, wie auch die der Olivenblätter, eine höchst hilfreiche bioaktive Substanz, die – **verabreicht in natürlicher Form** – zu erstaunlichen Erfolgen führt, und das ohne jegliche schädliche Nebenwirkung.

Ein Wissenschaftsteam für Biochemie und Molekularbiologie der UKE (Universitätsklinik Hamburg-Eppendorf) hat in der renommierten Fachzeitschrift »Journal of Biological Chemistry« ergänzend neue Erkenntnisse über die **tumorhemmenden Wirkungsmechanismen** bestimmter pflanzlicher Substanzen veröffentlicht.
Bei diesen Untersuchungen ging es um die in einigen Pflanzen vorkommende Substanz »Polyphenol«, die Tumorwachstum eindämmen kann und auch bereits als entzündungshemmendes Mittel eingesetzt wurde.

Ähnlich wirkende Stoffe – **und alles natürliche Inhaltstoffe des Moringabaumes!** – sind zum Beispiel auch:
- Hypericum aus dem Johanniskraut
- Oleuropein aus dem Olivenbaumblatt
- Quercetin
- Rutin
- Taurin
- Chologensäure

Das UKE-Team hat nunmehr herausgefunden, dass diese Polyphenole bereits in sehr geringen Mengen – aber nur in ihrer naturbelassenen komplexen ausgewogenen Konzentration – bestimmte Enzyme in Tumorzellen hemmen können, die das bösartige Zellwachstum ermöglichen.
Auch andere Polyphenole, die in der Pflanzenheilkunde noch nicht mit solchen Hemmfunktionen bekannt waren, zeigten die gleiche heilsame Wirkung.
Separierte und aus ihrer natürlichen komplexen Konzentration herausgenommene Polyphenole oder ähnliche Substanzen hatten hingegen keinerlei hemmende Wirkung.
Das zeigt also eindeutig, dass das Zusammenwirken und der Synergie-Effekt der naturbelassenen, komplexen und ausgewogenen Konzentration

dieser natürlichen Moringa-Provitamine mit ihren zahlreichen Proteinen, Vitaminen, Aminosäuren, Polyphenolen und Antioxidantien sehr viel wirkungsvoller ist als die Summe ihrer einzelnen Komponenten.
Das wiederum bestätigt und belegt erneut, dass es eben nicht damit getan ist, dem Körper einzelne separierte und aus ihrer natürlichen und ausgewogenen Komplexität herausgerissene Vitamine, Aminosäuren und Mineralien oder wahllos zusammengesetzte Kombinationen von solchen Substanzen zuzuführen, sondern dass die Natur in ihren Pflanzenteilen schon seit Urzeiten alles für eine ausgewogene präventive Gesundheitsvorsorge zur Verfügung stellt.
Wir müssen die Natur und ihre Produkte nur zu nutzen wissen!

Moringa und das metabolische Syndrom – Entzündungen und Stoffwechsel als universale Ursache?

Was immer Freie Radikale angreifen, deformieren oder zerstören sie.

Sie sind die Ursache vieler akuter chronischer Gesundheitsschäden und auch des Alterungsprozesses.

Aber sie sind auf der anderen Seite auch lebensnotwendig. Ohne sie gäbe es keine Stoffwechselreaktionen, und wir könnten keine Nahrung verdauen. Ohne sie wären wir nicht in der Lage, auch nur einen Gedanken zu fassen oder einen Muskel anzuspannen und zu bewegen.
Welche Zerstörungen Freie Radikale im Organismus anrichten, wurde erst bekannt, als Forscher die Wirkung energiereicher Röntgen- und Gammastrahlen auf Menschen untersuchten. Dabei stellte man in den späten sechziger Jahren fest, dass Freie Radikale im Körper nicht nur unter extremen und stressbetonten Bedingungen entstehen – wie zum Beispiel

bei starkem Rauchverhalten und bei Luftverpestung –, sondern auch während ganz gewöhnlicher Stoffwechselprozesse.

Falscher Ehrgeiz, wie zum Beispiel extremer Sport nur am Wochenende, erhöht nicht nur die Gefahren von Muskelzerrungen, sondern der Körper wird geradezu mit Freien Radikalen überschwemmt.

Alle **Wochenend-, aber auch Leistungssportler** sollten daher als Vorsorge ausreichend Provitamine zu sich nehmen, um sich vor Körperschäden zu schützen.

Freie Radikale sind auch beteiligt, wenn in den Mitochondrien – unseren winzigen Zellkraftwerken – Zucker und Fettsäuren mit Hilfe von Sauerstoff umgewandelt werden.

Ein beträchtliches Potential zur Radikalenproduktion haben auch Metalle wie Kupfer und Eisen in elektrisch geladener Form.

Verheerende Schäden bis hin zum Zelltod richten Freie Radikale vor allem in den feinen Biomembranen an, die um die Zelle selbst liegen. Solche Entzündungen entpuppen sich als zentraler Vorgang im Körper und sind nach neuesten Forschungen die universelle Grundlage für alle sich später daraus **entwickelnden Krankheiten, wie zum Beispiel Herzinfarkt, Krebs, Diabetes, Alzheimer oder andere**.

Die Forschung bezweifelt heute nicht mehr, dass viele Krankheiten offenbar einen gemeinsamen Motor haben, ein universales Prinzip der Steuerung, das banal-alltäglich und zugleich hoch komplex, uralt und doch brandaktuell ist, nämlich **die Entzündung.**

Entzündungen spielen eine entscheidende Rolle in unserem Körper; man könnte sie als eine Art **»metabolische Weltformel«** bezeichnen. Wendet sich der eigentlich so raffinierte Schutz gegen den Körper selbst, wird er Opfer seines eigenen Erfolgs – eine chronische Krankheit entsteht:

Diabetes zum Beispiel, ein Krebsgeschwür, Arteriosklerose oder auch eine degenerative Hirnerkrankung wie etwa Alzheimer.

Viele Forscher sind sich inzwischen sicher, dass die **Lebenserwartung** ganz entscheidend von der Entzündungsaktivität im Körper abhängt.
Dieses Wissen ist im Grunde bereits uralt: Schon vor über 100 Jahren machte der deutsche Pathologe Rudolf Virchow (1821 bis 1902) Entzündungsvorgänge für Krebs und Herzinfarkte verantwortlich, und bereits in über 120 Jahre alten medizinischen Veröffentlichungen schlagen Forscher vor, Entzündungshemmer zur Behandlung der Stoffwechselerkrankung Diabetes einzusetzen.

Seit einigen Jahren wird dieses alte Wissen nun im Zusammenhang mit neu bzw. wieder entdeckten natürlichen Provitaminen aus dem Moringabaum wiederbelebt.

Könnten es zum Beispiel chronische Entzündungen sein, die Übergewichtige zu Altersdiabetikern werden lassen?
Forschungen amerikanischer Wissenschaftler fanden an gentechnisch veränderten Mäusen tatsächlich diese Vermutungen bestätigt. Für viele Kranke könnte diese Erkenntnis von großer Bedeutung sein.
Auch Wissenschaftler erinnern sich plötzlich wieder an alte überlieferte Untersuchungen aus der Ayurvedischen Medizin, die schon seit Tausenden von Jahren davon ausgeht, dass sich **Diabetes mit den natürlichen Provitaminen aus Moringaprodukten oder verwandten Naturstoffen lindern lässt.**

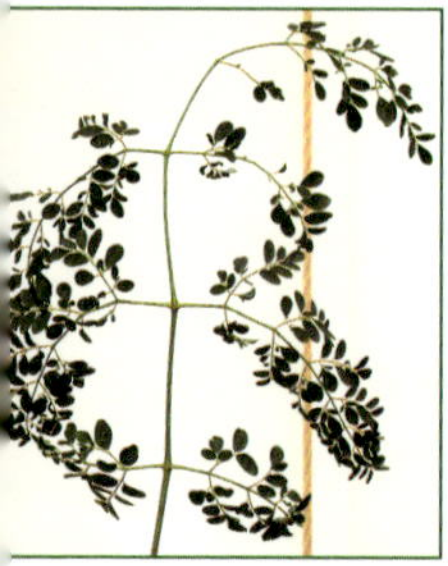

Moringablätter

- Reibt man die **Blätter** auf die Schläfen, so sollen sie gegen Kopfschmerzen helfen.
- Wickel aus frischen Blättern stoppen Blutungen bei kleinen Schnittverletzungen oder Hautreizungen von Insektenstichen. Zudem wirken Blätter auch noch antibakteriell und entzündungshemmend.
- Ebenso wirken Blätterextrakte gegen bakterielle und pilzartige Hautreizungen.
- Tee aus Moringablättern hilft bei Magengeschwüren und Durchfallerkrankungen.
- Zusätzlich helfen die Blätter bei Fieber, Bronchitis, Augen- und Ohrenentzündungen, sowie Entzündungen der Schleimhäute und können wegen ihres hohen Eisengehalts sogar Anämie lindern.
- Das Samenpulver eignet sich für die Behandlung von Skorbuthauterkrankungen.
- Wegen des hohen Protein- und Ballaststoffgehalts sind Moringalebensmittel als Nahrung für alle Menschen und vor allem für Menschen mit einer fehlerhaften Ernährung von Vorteil.

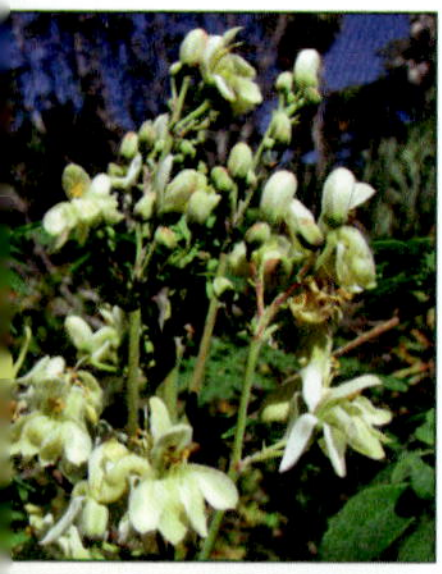

Moringablüten

- Der **Blütensaft** verbessert die Qualität und den Fluss von Muttermilch während der Stillzeit.
- Aufgrund seiner harntreibenden Wirkung hilft der Blütensaft auch bei Harntraktproblemen.
- Überdies wirkt ein Tee aus den Blüten auch gegen Erkältung.

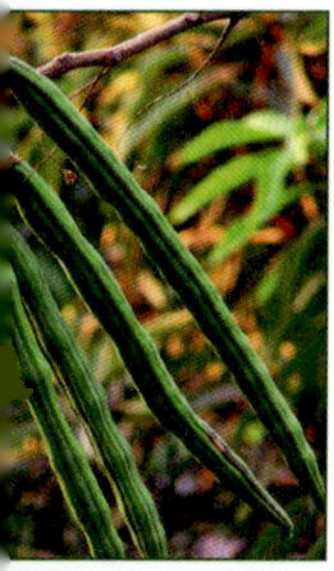
Moringaschoten

- Roh verzehrte **Schoten** dienen als Entwurmungsmittel und helfen gegen Leber- und Milzprobleme sowie gegen Gelenkschmerzen.
- Zudem enthalten die Schoten sehr viele Proteine und Ballaststoffe. Dadurch können sie wiederum bei Fehlernährung und gegen Durchfall eingesetzt werden.

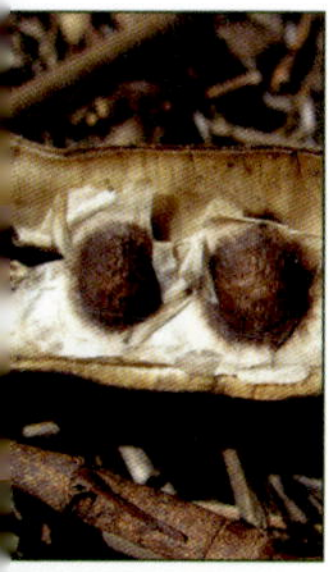
Moringasamen

- Durch ihre antibiotischen und entzündungshemmenden Eigenschaften sind die **Samen** dafür geeignet, Arthritis, Rheuma, Gicht, Krämpfe, Geschlechtskrankheiten und Furunkel zu heilen. Die Samen werden geröstet, zermahlen, mit Kokosöl vermischt und anschließend an der zu behandelnden Stelle aufgetragen. Das Samenöl kann für dieselben Beschwerden verwendet werden.
- Dem gerösteten Samen und dem Öl wird wiederum eine harntreibende Wirkung zugeschrieben.
- Zudem helfen die Samen bei Epilepsie auch zur Beruhigung.

Moringasamen enthalten den antibiotischen und pilztötenden Wirkstoff Terygospermin und wirken so effektiv gegen Bakterien wie Staphylococcus Aureus und Pseudomonas Aeruginosa, die Entzündungen verursachen.

Die Wurzeln, die Rinde und das Harz des Moringabaumes

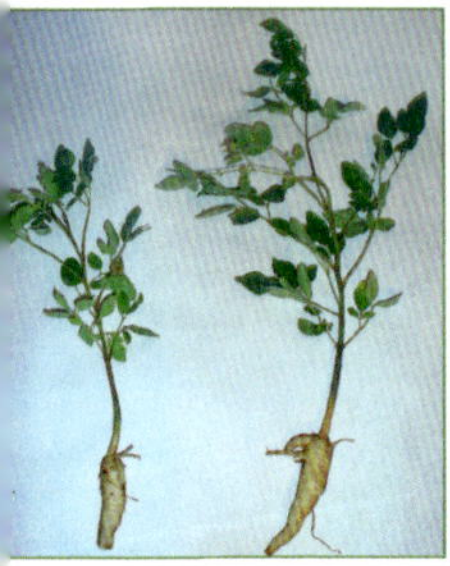
Moringawurzeln

Die Wurzeln und die Rinde haben dieselben Eigenschaften wie Blätter, Blüten und Samen, jedoch in höherer Konzentration. Aus diesem Grund ist bei ihnen als Heilmittel mehr Vorsicht geboten.

- Die Wurzeln und die Rinde finden bei Herz- und Kreislaufproblemen ihre Verwendung, sind nervenstärkend und entzündungshemmend. Zudem wirkt die Rinde appetitanregend und fördert die Verdauung. Auch die nervenlähmende Substanz in den Wurzeln kann manchmal von Vorteil sein.
- In Senegal und Indien werden die Wurzeln zerstampft und mit Salz vermischt, um einen Breiumschlag für die Behandlung von Rheuma und Gelenkschmerzen zu bereiten. Ein solcher Wickel hilft auch gegen Schmerzen im unteren Rückenbereich sowie gegen Nierenschmerzen.
- Die Äste werden vielerorts als Viehfutter verwertet.
- Das Harz ist harntreibend, abtreibend – also nicht während der Schwangerschaft anzuwenden – und verstopfend. Außerdem wirkt es gegen Asthma.

Moringaöl

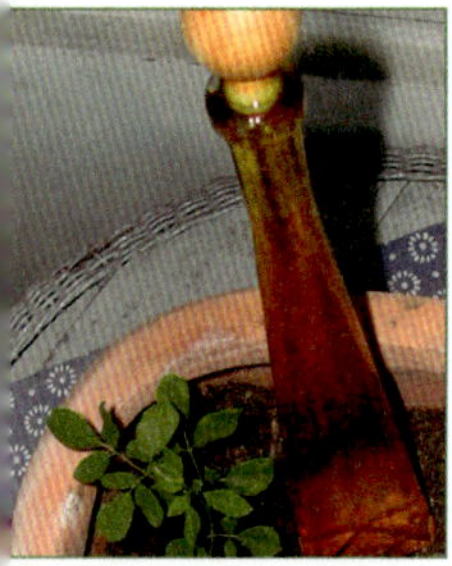
Moringaöl

- Das Öl hilft bei Hysterie, Skorbut, Prostatabeschwerden und Harninfekten.
- Die Bewohner in Oman benutzen Moringaöl, um Magenverstimmungen zu behandeln. Außerdem findet das Öl auch in Parfums und Haarölen seine Verwendung.

Ayurveda-Medizin

Die ayurvedische Medizin nutzt alle Produkte des Moringabaums und schätzt ihn als eine der wertvollsten und brauchbarsten Pflanzen der Welt. So wird Moringa in der ayurvedischen Heilmedizin als natürlicher Antikörper, als Geburtshelfer, als Heilmittel bei Leberschäden – quasi als Allheilmittel – beschrieben.

Siddha-Medizin

Ebenso ist die Siddha-Medizin von den heilenden Eigenschaften des Moringabaumes überzeugt. Vielleicht ist es auch wichtig zu wissen, dass die Samen als Potenzmittel bei Männern mit Erektionsstörungen helfen und bei Frauen die Libido verlängern.

Moringa - Polyphenole

Polyphenole bewirken im Rahmen ihrer Rolle als Radikalenfänger eine Hemmung der Thrombozytenaggregation und eine Verminderung der Konzentration von Fibrinogen. Dadurch wird die Fließeigenschaft des Blutes verbessert und die Gefahr einer Thrombose herabgesetzt sowie eine Senkung des ungünstigen LDL-Cholesterins und gleichzeitig eine Erhöhung des guten HDL-Cholesterins erreicht, **was eine Vorbeugung gegen Arteriosklerose bewirkt.**
Insgesamt kann also von herz- und gefäßschützenden Wirkungen der Polyphenole aus dem Moringabaum ausgegangen werden, die beispielsweise auch bei Beschwerden wie Prostatawachstum helfen, da sie in ihrem

Aufbau dem Testosteron ähnlich sind und das **Prostatawachstum eingrenzen können.**
Außerdem wurden Eigenschaften dieser Polyphenole entdeckt, die **Entzündungen verhindern oder schneller abklingen lassen,** die der **Virusabwehr** dienen, die eine antiallergische Wirkung erzielen und sich schließlich sogar für die **Zähne als schützend vor Karies** erweisen.
Bei allen aufgrund von Immun-Schwächen bestehenden Hautsymptomen konnten Wissenschaftler und auch Therapeuten erkennen, dass eine Kombination von über die Nahrung aufgenommenen polyphenolen Substanzen und einer Behandlung mit diesen Substanzen in Form eines Öles oder einer Creme für die äußere **Behandlung der Haut** den Erfolg der Therapie enorm steigerte.
In den USA werden aufgrund dieser neuesten Erkenntnisse solche natürlichen Provitamine aus dem Moringabaum bereits in Nahrungsergänzungsmitteln angeboten und extrem überteuert über Internet-Marketing vertrieben.
Naturbelassene Produkte werden in Europa und den USA sicherlich in Kürze auf den Markt kommen und Ihnen die Möglichkeit geben, eine positive, präventive und natürliche innere wie auch äußere Gesundheitsvorsorge zu betreiben.

Moringa und Coenzyme

Moringa enthält auch **NADH**, ein zentrales Coenzym im menschlichen Körper, das ein Abkömmling von Niacin aus dem Vitamin-B-Komplex ist und das an den Energieproduktionen der Körperzellen beteiligt ist und eine **positive Arbeit von Herz, Muskeln und Gehirn gewährleistet. NAHD verstärkt die Gedächtnisleistung, das Wahrnehmungsvermögen und die Konzentrationskraft.**

Moringa und Zeatin – natürliches Anti-Aging

Über diese imposante komplexe Zusammensetzung von natürlichen Wirkstoffen hinaus, enthält Moringa auch noch den erst vor Kurzem von der Wissenschaft entdeckten Transmitter **Zeatin.**
Das körpereigene Management, unser Verdauungsapparat, zerlegt nach dem Verzehr eiweißhaltiger Nahrungsmittel das angelieferte Protein in Aminosäuren. Diese treten verarbeitet durch die Darmwand in das Blut, werden in der Leber abgebaut und erreichen erneut über das Immunsystem jede Körperzelle. Den Körperzellen steht es jedoch frei, die notwendigen Aminosäuren aufzunehmen, denn die Nachfrage entscheidet darüber, welche Kombinationen zur Zellneubildung oder -reparatur, zum Aufbau von Enzymen, Antikörpern, Hormonen und Blutzellen benötigt werden. Wann, wie, wo und warum dieser »Entscheidungsvorgang« letztendlich vonstattengeht, war der Wissenschaft bis zur Entdeckung von **Zeatin** und **Kinetin** nicht bekannt.
Zeatin und Kinetin gehören zur Familie der Cytokinine, die auch in den Nukleinsäurestoffwechsel – sprich den Alterungsprozess – eingreifen.
In Laboratorien in der ganzen Welt sind mittlerweile Hunderte verschiedener Cytokininderivate synthetisiert worden. Aber es konnte keines synthetisch produziert werden, dass auch nur annähernd so wirksam ist **wie das natürliche Zeatin aus dem Moringabaum!**
Für die biologische Wirksamkeit dieses Stoffes ist die Substitution des N-Atoms 6 verantwortlich. Cytokinine können glykosyliert oder an Aminosäuren oder Proteine geknüpft werden und damit – zumindest vorübergehend – in einen inaktiven Zustand überführt werden. So kann man **den biologischen Altersprozess verzögern.** Cytokinine, wie zum Beispiel das aus dem Moringabaum gewonnene natürliche Zeatin, steigern neben der DNS-Replikationsrate die allgemeine RNS- sowie die Proteinsyntheserate

und verlangsamen dadurch in erheblichem Maße unsere **Alterungserscheinungen.**

Dieser nunmehr vor Kurzem entdeckte Botenstoff **Zeatin** ermöglicht es somit erst, all die aufgenommenen Vitamine, Mineralien, Aminosäuren und entzündungshemmenden Inhaltsstoffe genau so zu steuern, dass sie exakt dahin gebracht werden, wo sie nötig sind und sie dort zu gebrauchen und in die Körperzellen einzuschleusen.
Er hilft zu entscheiden, ob und wo die beste Phytosynthese daraus entsteht und wo Ihrem Körper oder Ihrer Haut all diese Komponenten in welcher Zusammensetzung im Moment am meisten nützen, beziehungsweise an welcher Stelle sie optimal zur Prävention **und/oder zur Linderung** eingesetzt werden sollten!

Denn wenn den von Ihnen mit großem finanziellem Aufwand erstandenen synthetischen Vitaminen, Aminosäuren und anderen ansonsten positiven Nahrungsergänzungsmitteln dieser lebenswichtige Botenstoff fehlt, werden diese teuren Mittel leider einfach ohne jegliche Wirkung verpuffen und auf dem normalen, natürlichen Wege ungenutzt wieder von Ihrem Körper ausgeschieden!

Zeatin ist, ebenso wie **Kinetin,** abgesehen von seiner sehr kraftvollen antioxidanten Wirkung, auch ein mit sehr großen und potenten Fähigkeiten ausgestattetes natürliches Anti-Aging-Mittel.
Frauen in Asien, die über ihre Ernährung regelmäßig natürliche Moringa-Bestandteile oder andere Phyto-Produkte zu sich nehmen, sind, wie beschrieben, die Probleme der Wechseljahre kaum bekannt. Sie haben nicht einmal eine Bezeichnung dafür!

Seit Bekanntwerden der Zeatin-Forschungsergebnisse versucht die internationale Pharma-Industrie nunmehr mit sehr großem finanziellen Aufwand, **Zeatin** in verschiedenen Produktformen wie Cremes, Shampoos und vielem mehr sowie in Verbindung mit alten bekannten Vitaminen wie Vitamin C, Betakarotin und so weiter in synthetischer Form herzustellen.
Die Gründe für diese Bemühungen finden sich in den verschiedensten medizinischen Bereichen wieder: **Potenzstörungen, Prostataprobleme, alle Arten der dermatologischen Behandlungen (Neurodermitis), Allergien, Osteoporose, Phytoöstrogene (Wechseljahre), Anti-Aging-Cremes, durch Lichtallergie entstandene Hautschädigung (sogenannte »Photodamaged skin«), metabolische Syndrome (Entzündung als universelle Ursache) oder das gerade bei Jugendlichen bekannte ADS-Syndrom (Hyperaktivität).**
Sofern Sie zu einer dieser Zielgruppen mit den beschriebenen Beschwerden gehören sollten oder ein Familienmitglied darunter leiden sollte, brauchen Sie nicht auf die jetzt bald in synthetischer Form auf den Markt kommenden Produkte zu warten.
Denn es besteht für Sie auch schon jetzt durch die Moringaprodukte die Möglichkeit, sich selbst, Ihre Familie und auch Ihre Haustiere vor diesen Beschwerden zu schützen und Ihren Körper und Geist mit natürlichem Anti-Aging zu verjüngen, jung zu erhalten oder zumindest mit diesen natürlichen Provitaminen den Alterungsprozess effektiv zu verzögern, aufzuhalten und sogar wieder rückgängig zu machen.
Sie haben also die Möglichkeit, mit diesen einfachen und erschwinglichen natürlichen **Moringa-Naturprodukten** einen Anti-Aging-Plan aufzustellen und Ihr persönliches Konzept zur Optimierung Ihres Gesundheitszustandes und zur Verbesserung Ihrer Lebensqualität mit den natürlichen biologischen Vitalstoffen des Moringabaumes zusammenzustellen, und das bei einem Verzicht auf all die mit starken Nebenwirkungen belasteten pharmakologischen Hormone.

Die Moringaprodukte können bereits bei geringer täglicher Dosis die Funktionen Ihres Körper und Ihres Geistes effektiv optimieren. Natürlich bleibt es letztendlich Ihre Entscheidung, ob Sie Ihr gutes Geld an teure synthetische und aus ihrer natürlichen Komplexität und Ausgeglichenheit herausgerissene Produkte vergeuden oder ob Sie gleich das **Richtige für Ihren Körper tun wollen**.

In den in der Presse vielfach beschriebenen kostenträchtigen Versuchen der Pharma-Industrie – gerade im Hinblick auf die synthetische Produktion des Botenstoffs Zeatin – können Sie auch erkennen, wie viel Potential in den Provitaminen des Moringabaumes steckt, die Ihnen und Ihrer ganzen Familie auf natürliche Art und Weise helfen können, Ihre Gesundheit zu bewahren oder diese wieder in Balance zu bringen.
Aber trotz all der gigantischen Investitionen der Industrie ist klar, dass solche industriellen, synthetischen Zeatin-Produkte in Verbindung mit anderen synthetischen Vitaminen und/oder Aminosäuren natürlich niemals die unglaubliche Wirkung der oben beschriebenen komplexen Provitamine des Moringabaumes erreichen können.
Zur Erinnerung: Moringa-Oleifera ist momentan die einzige bekannte Pflanze, die in ausreichendem Maße **regenerativ** diesen für Ihren Körper ungemein wichtigen natürlichen Botenstoff **Zeatin** produziert, der wiederum erst die für uns lebenswichtigen Aminosäuren, Vitamine, Öle, Antioxidantien und Mineralien da einsetzt, wo wir sie wirklich benötigen und wo sie tatsächlich zu unserer bleibenden Gesundheit beitragen beziehungsweise bei der Linderung eines Gesundheitsproblems helfen.
Wie auch immer und was auch immer dieses Naturprodukt und Nahrungsergänzungsmittel bei richtiger Anwendung zu einer präventiven Gesundheitsvorsorge beitragen kann: Es soll Sie natürlich nicht von einer ansonsten ausgewogenen und abwechslungsreichen Ernährung abhalten und Sie

bei körperlichen Beschwerden auch nicht daran hindern, Ihren Hausarzt bzw. einen Arzt Ihres Vertrauen aufzusuchen.

Ein Körper, der keine ihn von innen schädigenden Elemente bekämpfen muss, kann die ihm zugeführten Nährstoffe und Provitamine ausschließlich dazu verwenden, diese für die Erhaltung einer gesunden Haut und gesunder Haare, Zähne, Muskeln und Knochen zu nutzen und seinen Körper in gesunder Balance zu halten!

Moringa, der Medizinschrank der Natur, hilft bei Bluthochdruck und sorgt für guten Schlaf

Viele Untersuchungen und wissenschaftliche Forschungen in aller Welt zeigen, dass die natürlichen Provitamine des Moringabaumes …

… **helfen, den Blutdruck zu senken,**

1983 zeigte der Wissenschaftler James A. Duke, dass die Wurzelrinde von Moringa ein Alkaloid mit dem Namen Moringinine enthält, das beruhigend auf das Herz wirkt.

In Rezepten aus Moringawurzeln wird normalerweise empfohlen, die Wurzelrinde zu entfernen. In diesen Rezepten geht es darum, einen Würzstoff, der wie Meerrettich schmeckt, zu produzieren.

1994 konnte ein Team von Wissenschaftlern die Struktur von neuen nitrilen und senföligen Glycosiden in Moringa isolieren und identifizieren und deren Wirkung auf den Blutdruck untersuchen. Eine Studie aus dem folgenden Jahr zeigte, dass eine wässrige Lösung aus der Rinde des Stammes die Herzkontraktionen bei hoher Konzentration verminderte und somit den Effekt hatte, einen niedrigen Blutdruck zu erzeugen.

… **einen guten Schlaf garantieren,**

Ein Extrakt aus getrockneten, pulverisierten Blättern hat einen nachgewiesen stark beruhigenden Effekt auf das zentrale Nervensystem. Bei Versuchen mit Labormäusen stellte man eine signifikante Muskelentspannung, Abnahme der Körpertemperatur und längere Schlafzeiten fest. Die Mäuse, welche die höchste Dosis bekamen, schliefen doppelt so lange wie die der Kontrollgruppe.

… **lang anhaltend die Energie, Stärke und Kraft steigern, jedoch ohne Hyperaktivität,**

… **gute Erfolge als Anti-Stress-Mittel erzielt haben,**

… **den Blutdruck stabilisieren,**

… **zur Behandlung von entzündlichen, arthritischen und rheumatischen Beschwerden dienen,**

… **als verdauungsförderndes Mittel eingesetzt werden,**

… **Ihre Zähne durch Polyphenole vor Karies schützen und bei Zahn- und Kopfschmerzen oder Migräne helfen,**

… **zur Wasserreinigung und als Adstringenzien zum Ausgleich übermäßiger Schleimbildung oder Ölsekretion dienen,**

… **die Heilung von Tumoren und Geschwüren unterstützen.**

Die Wirkung von Moringa auf Geschwüre wurde 1995 in der Zeitschrift »Phytotherapie Research« beschrieben. Ein Extrakt aus getrockneten Blättern zeigte die beeindruckende Fähigkeit, Geschwüre bei Labortieren zu heilen.

Täglich gespritzte Dosen bewirkten eine signifikante Verbesserung der Heilungsrate bei **künstlich hervorgerufenen Magengeschwüren.** Moringa hilft zudem ganzheitlich und präventiv mit großen Erfolgen, wie viele Gesundheitstherapeuten berichten, bei **chronischer Müdigkeit (FS), Immunschwäche, chronischem Husten, Rheumatismus und Prostatabeschwerden.**

Moringa kann …

… zur Stillung kleinerer Blutungen wie zum Beispiel bei Hämorrhoiden dienen,
… bei der Fiebersenkung helfen,
… die Harnausscheidung bei Bedarf erhöhen,
… den Gallenfluss zur Leberreinigung anregen,
… zur Verbesserung des Fettstoffwechsels beitragen,
… erfolgreich als natürliches Antiseptikum genutzt werden,
… gut für die Gefäßerweiterung in den Extremitäten sorgen,
… zur besseren Durchblutung von Händen und Füßen beitragen,
… bei krampfartiger Arterienverengung entspannend wirken.

Moringapulver aus den Blättern bewirkt außerdem:

- **ein ausgeglichenes Nervensystem,**
- **ein ausbalanciertes Drüsen- und Hormonsystem,**
- **die Stärkung des Immunsystems,**
- **Hilfe bei Hautbeschwerden.**

Moringaprodukte dienen als natürliches Antibiotikum

Die Fähigkeit des Moringa, wie ein sanftes, natürliches Antibiotikum zu wirken, lässt sich am besten durch das alte Sprichwort umschreiben:
»Vorbeugen ist besser als heilen!«
Wenn Sie oder eines Ihrer Kinder bereits eine heftige Atemwegsinfektion (Bronchitis, Mandelentzündung oder Ähnliches) haben, wird Moringa diese wohl auch nicht mehr stoppen können.
Solche Atemwegsinfektionen können bei Kleinkindern bis zu zwölfmal im Jahr auftreten und das ist durchaus nicht als krankhaft anzusehen.

Verursacht werden solche Entzündungen immer durch Viren, die sich auf der Schleimhaut festsetzen, in die Zellen eindringen und dort eine Entzündung entfachen, die für Symptome wie Husten, Fieber, und auch Schmerzen verantwortlich sind.
Nach neuesten wissenschaftlichen Untersuchungen sind gerade die sehr häufigen Virusinfekte der Kinder die Ursache für die Zunahme chronischer Lungenerkrankungen. Die Wissenschaftler plädieren daher für eine wirksame natürliche Präventionstherapie.

Aber diese kann besonders für Kinder nicht aus Antibiotika bestehen!

Denn Antibiotika sind **nicht** wirksam gegen Viruserkrankungen – sondern nur gegen Bakterien.
Abgesehen von ihren negativen Begleiterscheinungen wie zum Beispiel allergische Reaktionen, Durchfall, Übelkeit und Erbrechen, verkürzen sie lediglich die Dauer des Fiebers signifikant, und dies ist bekanntlich ein zweifelhafter Erfolg.
Der erste Bericht über die antibiotische Wirkungsweise von Moringasamen wurde 1981 in der Zeitschrift »Medicinal Plant Research« veröffentlicht. Neuere Untersuchungen in Australien wiederum belegen einen eindeutigen Zusammenhang zwischen der unnötigen und unwirksamen Verabreichung von Antibiotika bei Viruserkrankungen und einer von den Wissenschaftlern als »Zeitbombe« beschriebenen Resistenzentwicklung gegen solche synthetische Antibiotika.
Wenn also Ihre Infektion oder die Ihrer Kinder noch in einem frühen Stadium ist, können die Produkte des Moringabaumes bemerkenswert effektiv und erfolgreich bei der Bekämpfung der Atemwegserkrankungen sein. Dieses natürliche Antibiotikum wurde 1983 von James A. Duke als **»Pterygosperin«** identifiziert, eine Verbindung, welcher der Wissenschaft-

ler Mark Olson die chemische Beschreibung **»glucosinolate 4 alpha-L-rhamnosyloxy benzyl isothiocyanate«** gibt.
Eine Studie aus dem Jahr 1990 zeigte zudem, dass frischer Saft aus Moringablättern die Ausbreitung des Bakteriums Pseidononas Aeruginosa hemmt. Eine weitere Studie im nächsten Jahr zeigte, dass ein wasserhaltiger Extrakt aus Moringasamen genauso wirksam gegen das hautangreifende Bakterium Staphyloccus Aureus ist wie das bekannte pharmazeutische Antibiotikum Neomycin.

Moringa-Produkte helfen bei Diabetes

Ein Extrakt oder Pulver aus Moringablättern bewirkt innerhalb von drei Stunden eine Verminderung des Blutzuckerspiegels, wenngleich weniger effektiv als die hypoglykämische Standarddroge Glibenclamid. Die Wirkung konnte aber mit höheren Dosierungen gesteigert werden, wie von Experten gezeigt wurde.

Inzwischen hat sich herumgesprochen, dass viele Obstsäfte genauso dick machen wie die Industrie-Limonaden. Sie enthalten genauso viel Zucker wie Cola oder andere Limos. Für Kinder und Figurbewusste sind die vermeintlich gesunden Drinks daher nicht geeignet, sagen Experten.
Wer auf seine Gesundheit achtet, macht um Cola und Limos einen großen Bogen. Es gibt ausreichend genauso gut schmeckende Alternativen. Stattdessen steht zum Frühstück oft frisch gepresster Orangensaft auf dem Tisch, und zwischendurch wird naturtrüber Apfelsaft getrunken.
Doch amerikanische und europäische Mediziner und die Deutsche Gesellschaft für Ernährung (DGE) warnen seit langem: Das flüssige Obst kann zur Kalorienfalle werden, denn Obstsäfte – wie soeben erwähnt – enthalten genauso viel Zucker wie Cola und Limo.

Das gilt für gesüßte Fruchtsaftgetränke ebenso wie für angeblich hundertprozentige Natursäfte. Der Hinweis der Mediziner richtet sich vor allem an Eltern, die ihren Kindern den Saft gleich literweise in die Nuckelflasche füllen – in dem Glauben, ihren Sprösslingen damit etwas Gutes zu tun. Doch auch für Figurbewusste besteht die Gefahr, in die saftige Kalorien- und Zuckerfalle zu tappen.

Solche Säfte sind keine idealen Durstlöscher und als Getränk für Kleinkinder vollkommen ungeeignet, denn sie nehmen den Kindern den Appetit aufs Essen und bescheren ihnen darüber hinaus eine überflüssige Portion Zucker.

Kinderärzte sehen den übermäßigen Konsum von Säften und Softdrinks als eine der Hauptursachen für Übergewicht bei Kindern. Fastfood und Süßigkeiten gehören leider zu unserem modernen Alltag. Wenn wir nicht sehr bald unsere Ernährung umstellen und deutlich weniger Zucker und Kalorien/Fett zu uns nehmen, wird in weniger als 50 Jahren ein Drittel unserer Bevölkerung zuckerkrank sein.

Der Anteil der Diabetes-Patienten unserer Bevölkerung ist nach neuesten Untersuchungen zwischen 1990 und 1999 um 40 % gestiegen und liegt mittlerweile bei fast acht Millionen Menschen. Sollte der jetzige Trend anhalten, werden nach Berechnungen der Forscher bis zum Jahr 2050 jeder dritte Mann und 38,5 % der Frauen zuckerkrank sein.

Gefährdet sind vor allem auch ältere Menschen. Wenn Diabetes nicht rechtzeitig erkannt und behandelt wird, kann es zu Nierenversagen, Blindheit, Wundbrand und Amputationen kommen. Auch Erektionsstörungen sind unter zuckerkranken Männern weit verbreitet.

Der größte Risikofaktor für den Diabetes-Typ II ist die immer weiter um sich greifende Fettleibigkeit. Bei dieser Art der Diabetes können Kohlenhydrate vom Körper nicht mehr abgebaut werden. Durch die vermehrte Nahrungsaufnahme produziert der Körper das Hormon Insulin in größerer

Menge, sodass die Zellen immer schlechter darauf reagieren – bis hin zur Insulin-Resistenz.
Bei Diabetes des Typs I, einer Immunerkrankung, zerstören Antikörper die insulinproduzierenden Zellen. Erkrankt ein Mann mit 40 Jahren an Diabetes, verringert sich seine Lebenserwartung nach Angaben von Wissenschaftlern um etwa zwölf Jahre, die einer Frau um rund vierzehn Jahre. Schützen kann man sich vor allem durch eine natürliche, gehaltvolle und ausgewogene Ernährung und durch natürliche Provitamine aus der Natur, wie sie zum Beispiel in den Moringabaum-Produkten enthalten sind.
Tee aus den jungen Blättern des Moringabaumes – nur kurz überbrüht also niemals gekocht! – kann warm oder kalt getrunken werden. Auch als Eistee ist er sehr beliebt und wenn er mit Stevia (einem pflanzlichem Zuckerersatz) gesüßt wird, eine gesunde Alternative!

Moringa-Provitamine und das ADS-Syndrom

Zappelig, hyperaktiv, nervös, unkonzentriert, Verminderung der Lern- und Merkfähigkeit, geistige Erschöpfungszustände, Antriebslosigkeit, Schlafstörungen, nicht stressresistent, schlechtes Gedächtnis, Ausdauerprobleme, Angstzustände, Zusammenhang zwischen veränderten Ernährungsgewohnheiten und Lernschwierigkeiten – all das ist uns unter dem Begriff **Hyperaktivität** und Ihnen möglicherweise auch aus Ihrer eigenen Familie bekannt. Es sind die Hauptsymptome des sogenannten **»Aufmerksamkeits-Defizit-Syndroms« (ADS).**
ADS kann durch eine Fehl- und Mangelernährung entstehen und zu schweren Stoffwechselstörungen und eben zu den vorgenannten Symptomen führen.

Natürlich wissen wir heute, dass das von der Industrie angebotene Ritalin keine Lösung für die Heilung des ADS-Syndroms sein kann und eine völlig verfehlte Scheintherapie darstellt.
In England, Schweden und in den Niederlanden haben Forscher mit der Behandlung mit natürlichen Provitaminen bereits große Erfolge erzielt. Die Ernährungswissenschaftler haben herausgefunden, dass es einen Zusammenhang zwischen unseren veränderten Ernährungsgewohnheiten (zu viel Zucker, zu viel Fett, zu wenig natürliches Salz und Wasser) und Hyperaktivität und Lernschwierigkeiten sowie den anderen ADS-Symptomen gibt.
Bei diesen Untersuchungen nahmen die auch in den Provitaminen des Moringa enthaltenen, vielfältigen und in komplexer Form enthaltenen Aminosäuren eine absolute Spitzenstellung ein.
Von diesen neuesten Untersuchungen können besonders jene Eltern profitieren, die den bekannten chemisch-synthetischen Mitteln eine natürliche Behandlung mit Provitaminen des Moringabaumes entgegensetzen wollen. Mit den in diesem natürlichen bioaktiven Nahrungsergänzungsmittel enthaltenen Aminosäuren kann der Körper regelmäßig die spezifischen, notwendigen Nährstoffe aufnehmen, die zu dem energetischen Defizit geführt haben und die er zur Reaktivierung der Nervenleitfähigkeit und zur Wiederherstellung seiner körperlichen Leistungskraft – also zur Verringerung und Linderung des ADS-Syndroms – benötigt.

Diese natürlichen bioaktiven »essentiellen« und »nicht essentiellen« Aminosäuren benötigt der Körper regelmäßig in ausreichenden Mengen. Bei der gesamten Proteinsynthese unseres Körpers sind Aminosäuren einer der wichtigsten Grundbausteine.
Wie bereits erwähnt: Dem menschlichen Organismus stehen achtzehn verschiedene Aminosäuren sowie zwei aminosäureähnliche Stoffe, nämlich Taurin und Rutin, zur Verfügung (siehe auch Kapitel »Aminosäuren«).

Man kann also feststellen, dass für die Gewährleistung und Verbesserung der Gehirnleistungen und zur Vermeidung all der beschriebenen, negativen Umstände bei

Kindern,
Jugendlichen,
Auszubildenden,
Berufstätigen und vor allen Dingen
auch bei älteren Menschen

eine regelmäßige Einnahme von natürlichen Moringa-Provitaminen und von gesunden Nahrungsmitteln mit dem gesamten Vitamin-, Mineralien- und Aminosäurekomplex (wie in Moringa enthalten) unerlässlich ist. Auch für diesen Gesundheitskomplex können die Provitamine des Moringabaumes, die alle hierfür notwendigen Aminosäuren, Vitamine, Mineralien und Antioxidantien in absolut natürlicher Ausgewogenheit und Reinheit enthalten, direkt und ganzheitlich helfen.

Nebenbei bemerkt: Wie Forscher der Universität Greifswald bei Untersuchungen herausfanden, klagen gerade Jugendliche immer öfter über Spannungskopfschmerzen und Migräne – genau wie Erwachsene –, wobei **Mädchen (78,9 %)** öfter als **Jungen (60 %)** unter diesen Schmerzzuständen leiden. Die Jugendlichen gaben übereinstimmend an, durch diese Schmerzen stark oder sehr stark beeinträchtigt zu sein.

Wissenschaftler und Therapeuten führen die meisten Heilerfolge mit Moringa zurück auf die vielfältigen, komplexen und natürlich ausgewogenen Vitamine, Aminosäuren, Mineralien und Antioxidantien, die in den Provitaminen des Baumes enthalten sind und die ohne jegliche Nebenwirkung neue und permanente Infektionen bekämpfen und den Körper entgiften.

Weitere Forschungsergebnisse haben ergeben, dass die Moringablatt-Extrakte ein sehr aktives Flavonoid-Extrakt enthalten. Man stellte gemeinsam mit regionalen Ärzten fest, dass dieses Flavonoid bei Insektenstichen und bakteriellen Krankheiten wirksam ist.

Weiterhin erwiesen sich Teile dieses Flavonoid-Extraktes als sehr wirksames Mittel gegen Viren wie zum Beispiel Coxsackie, Herpes, Tollwut, Kinderlähmung und alle die üblichen Viren, die Erkältungen der oberen Atemwege und Magengrippe verursachen.

Weitere darauf folgende Labortests zeigten ebenfalls starke Aktivitäten dieses Flavonoid-Extraktes gegen Pilze und Bakterien, einschließlich dem toxischen Bazillus, der für viele Arten der Lebensmittelvergiftungen verantwortlich ist.

Man fand weiterhin heraus, dass das Flavonoid-Extrakt des Moringabaumes ein sehr wirkungsvolles Antioxidantium ist, das speziell vor Arterienverhärtung schützt und dabei auch den Verlust von Vitamin E verlangsamt.

Die Fähigkeit von Lektin, das man aus der Moringabaumschote gewinnt, das Immunsystem positiv zu beeinflussen, wurde im Jahre 1994 von K.K. Jayavardhanan und anderen untersucht und in der Zeitschrift »Experimental Clinical Cancer Research« (Experimentelle Klinische Krebsforschung) veröffentlicht.

Spätere Felduntersuchungen im Senegal unterstützten dieses Resultat. In den Dörfern, in denen man die Verwendung von Moringa-Provitaminen eingeführt hatte, kam es zu signifikant weniger Krankheiten!

Das Ursprungsgebiet des Moringas ist Nordindien. Schon bei den alten Sanskrit-Schriftgelehrten war der Moringabaum als Heilpflanze bekannt. In den ayurvedischen Lehren, in denen die hinduistische Heil- und Lebenskunst festgehalten wurde, wird gesagt, **dass die Blätter des Moringabaumes vor 300 Krankheiten schützen können.**

Seit Tausenden von Jahren hat sich dieser erstaunliche Baum langsam in andere tropische Gebiete ausgebreitet, westlich nach Afrika und östlich auf die Philippinen sowie in den mittelamerikanischen Raum. Heute werden seine Samen von Land zu Land über die ganze Welt getragen und sind seit rund 50 Jahren auch in Nicaragua kultiviert, wobei er hier **Marango** genannt wird.

Unter welchem Namen auch immer: Dieser Baum bedeutet für viele das Geschenk einer besseren Gesundheit und eines besseren Lebens. Außerdem verfügt er über einen ausgezeichneten Nutzen in der Ernährung allgemein.

Darüber hinaus ist Moringa äußerst schmackhaft und stellt eine Bereicherung für jeden Speisezettel dar. Blätter, Schoten und Blüten dieser vielseitigen Pflanze sind essbar, wobei jeder Teil der Pflanze seinen ganz eigenen Geschmack hat. Moringa kann sowohl frisch zu Speisen gegeben werden als auch in pulverisierter Form als Speisezusatz verwendet werden.

Ein leidenschaftlicher Hobby-Koch aus Nicaragua verwendet das Moringapulver gerne als Saucenbinder in allen möglichen Gerichten. Aber auch sein Reis mit Moringapulver, welches dem Schwellwasser zugegeben wird, ist bei den Farmarbeitern sehr beliebt und bringt Abwechslung in den eher eintönigen Speisezettel der armen Landarbeiter. So wird er im Dorf ab und zu bereits »Der mit dem grünen Reis« genannt.

Viele Menschen mit durchschnittlicher Gesundheit sehen Moringa als willkommenen Energieverstärker, aber die besten Beispiele für seine heilende Wirkung auf den Körper sieht man, wenn man beobachtet, was mit Menschen passiert, deren Gesundheitszustand schlecht ist.

In vielen Teilen Indiens werden Patienten, die ernste gesundheitliche Probleme haben, in Krankenhäusern mit Moringa behandelt.

Als die 22-jährige Maissata eine Frühgeburt hatte, wog ihr Baby nur 1,8 kg. Keiner glaubte, dass das Kind durchkommen würde, sogar seine Mutter nicht. *»Ich hatte keine Hoffnung für Awa«*, sagte Maissata. *»Sie war so dünn! Und ich hatte selbst auch Probleme. Ich war sehr schwach, litt unter Schwindelanfällen und hatte nicht genug Milch für meine Tochter.«*

Man gab ihr eine Tüte mit Moringapulver und erklärte ihr, was sie damit machen sollte. *»Ich aß das Pulver zusammen mit meinem Essen und gab auch etwas in die Nahrung für mein Baby.«*

Fünf Monate nach der Geburt war Awa ein 5,5 kg schweres, gesundes Baby. *»Nachdem ich angefangen hatte, es zu essen, hörten die Schwindelanfälle auf, und ich bekam wieder Milch. Ich fühlte mich gesünder, und mein Baby und ich fingen wieder an zuzunehmen.«*

Moringa hatte **Awas Leben gerettet**.

Diese Erfahrung und andere wie diese wurden von Lowell Fuglie, Director of Church Word Service, im Jahre 1999 belegt.

Einer der größten Vorzüge von Moringanahrung ist somit die Tatsache, dass sie nicht nur auf Menschen mit durchschnittlicher Gesundheit eine positive Wirkung haben kann, sondern dass sie gerade den vielen Menschen auf der ganzen Welt zugute kommen kann, die unter Unterernährung und schlechten gesundheitlichen Verhältnissen leiden.

Vielen Menschen in den sogenannten Entwicklungsländern liefert der Moringabaum daher ganz direkt die Grundnahrung und sichert damit das schiere Überleben. Denn ein Moringabaum produziert jährlich ungefähr 5000 Samen.

Drei ältere, gepflegte Bäume können den Jahresbedarf einer Durchschnittsfamilie in ländlichen Gebieten decken und das Überleben dieser Familie sichern!

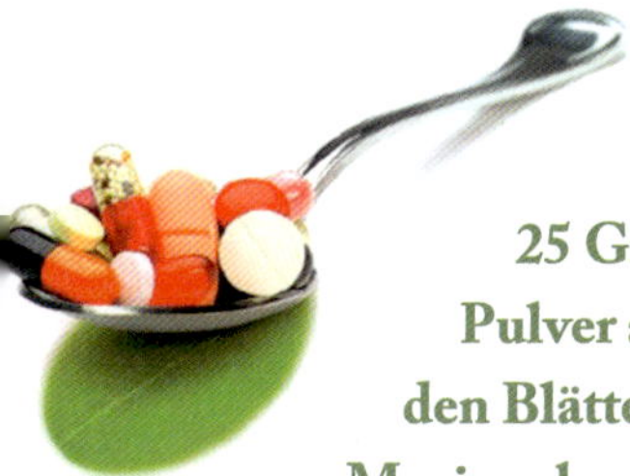

25 Gramm Pulver aus den den Blätterm des Moringabaumes können den Tagesbedarf eines Kindes decken und damit sein Überleben sichern!

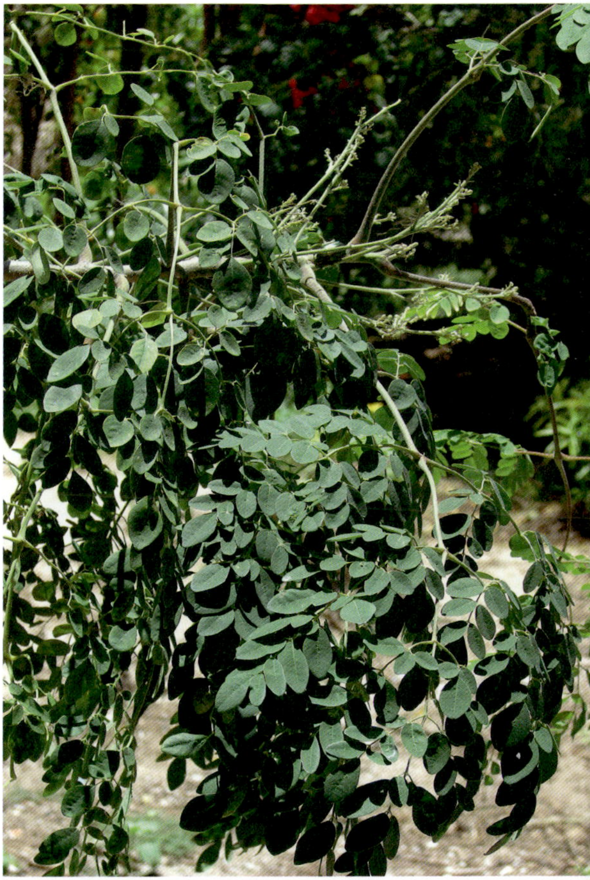

Moringablätter

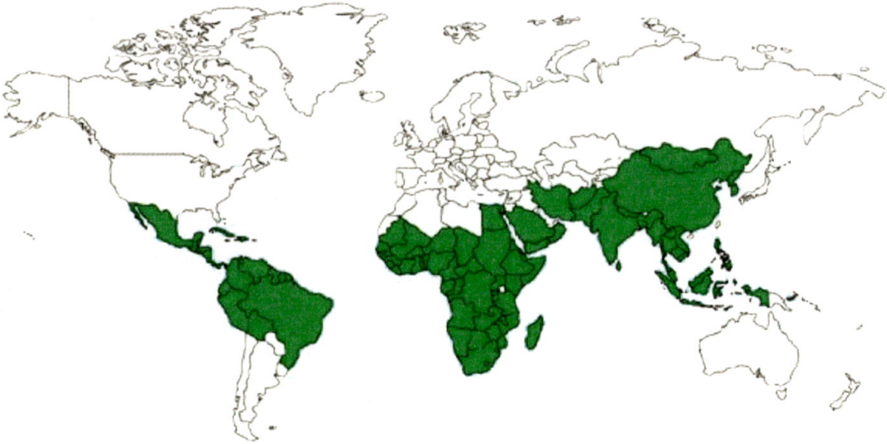

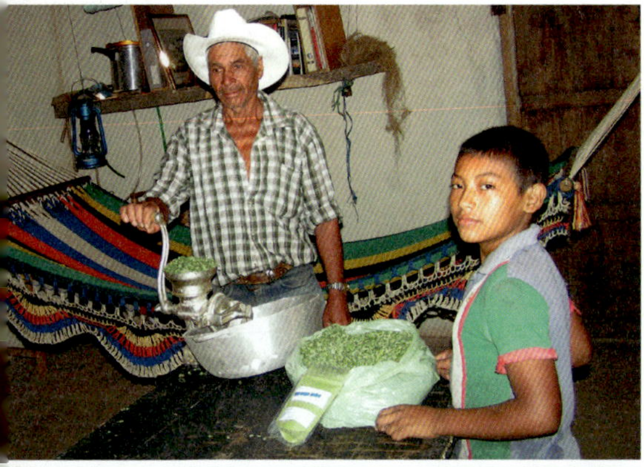
Mitarbeiter der Finca Helvetia

Auf der Farm »Finca Helvetia« in einer der ärmsten Gegenden im zweitärmsten Land Zentralamerikas – **Nicaragua** – werden seit einiger Zeit Moringa-Oleifera-Bäume gezogen.

Hier werden neben einer Stammfarmarbeiter-Familie hauptsächlich Tagelöhner aus der Umgebung der Farm beschäftigt.

Diese kommen so zu einem äußerst wichtigen Zusatzverdienst. Da sie mit dem verdienten Geld primär Nahrungsmittel für ihre meist zahlreichen Familienmitglieder kaufen – und das naturgemäß ebenfalls in der nahen Umgebung –, kommen eine ganze Reihe Produzenten und Kleinhändler ebenfalls zu höchst willkommenen Zusatzeinnahmen.

Weil die ständig steigende Nachfrage damit bei Weitem nicht allein gedeckt werden kann, kauft der Besitzer der »Finca Helvetia«, Hans-Peter Zgraggen

(Co-Autor dieses Buches), bei einer sehr aktiven Frauengruppe in Trinidad Pulver oder auch nur grüne Blätter, Früchte und Samen zu. Die Gruppe mit dem Namen »Marango es Salud!« sowie eine weitere Gruppe »Rios de Marango« haben den Initiator dieses Projekts vor Jahren auf den »Wunderbaum« aufmerksam gemacht. Eigene Recherchen im Internet sowie zahlreiche Gespräche mit Journalisten und Universitätsprofessoren in Managua veranlassten ihn, die Moringa-Oleifera-Produkte erst ausschließlich auf einheimischen Märkten anzubieten und so bei der Bevölkerung bekannt zu machen. Nur kurze Zeit später baute er einen Internetshop auf, wo nun Moringa-Oleifera in der natürlichsten Form von Pulver und Tee weltweit vertrieben wird.

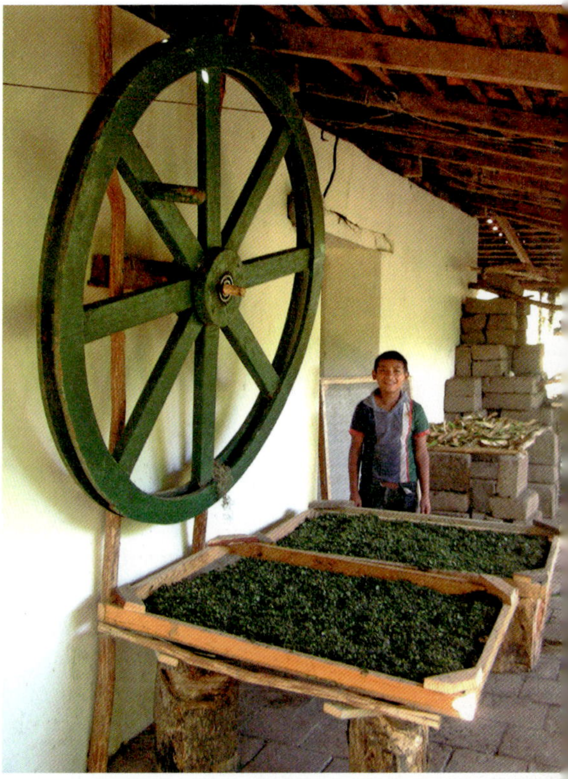

Finca Helvetia - Trocknungsanlage

Obwohl Moringabäume in Asien und Afrika wild wachsen, wurden die Blätter sehr selten als Nahrungsmittel verwendet. Und wenn doch, dann wurde durch die Art der Zubereitung (die Blätter wurden gekocht) der Nährwert zerstört.

Es gab immer Probleme mit der klassischen Art und Weise, unterernährte Kinder zu behandeln. Basis dieser Ernährung sind industrielle Produkte: Milchpulver, Pflanzenöl und Zucker. Alle diese Dinge sind teuer. Wenn man den Eltern sagt, dass sie diese Dinge kaufen sollen, dann kann das wirklich sehr kostspielig für sie sein.

Mit Moringa in Pulverform können sie auf etwas zurückgreifen, das in ihrer Heimat vorhanden ist. Die Menschen können es selbst produzieren.

Unterernährte Kinder in Indien wurden ebenfalls mit Moringa behandelt, und die Ergebnisse waren spektakulär. Wenn Frauen jetzt mit ihren Kindern dort ins Krankenhaus kommen, wird ihnen erklärt, was Moringa ist und wie sie es zubereiten sollen.

Mané, eine Krankenschwester auf einer Kinderstation, erklärt: *»Wenn Frauen ihr Kind hierher bringen, wiegen wir das Kind und geben ihm Medikamente gegen die Krankheiten, die es hat. Dann erklären wir den Müttern, wie wichtig Moringa ist, und raten ihnen, ihrem Kind jeden Tag ein bisschen Pulver aus Moringablättern zu essen zu geben.*

Unsere Erfahrungen zeigen, dass Moringa ein ausgezeichnetes Produkt ist. Wenn die Frauen ihre Kinder einige Zeit später wieder hierher bringen, erkennen wir sie kaum wieder.«

Der Co-Autor hat seinen Blutzuckerspiegel seit drei Jahren unter Kontrolle, indem er sich regelmäßig einen Tee aus Moringablättern zubereitet und dabei einen Teelöffel Nopalpulver mit einrührt.

Ein anderer Diabetiker konnte seine Insulinspritzen – welche er zuvor noch täglich setzen musste – völlig absetzen: Täglich isst er am Morgen einen Diät-Joghurt mit je einem Esslöffel Moringa-Oleifera-Pulver sowie einem Esslöffel Nopalpulver.

Während einer Zeit von acht Monaten wurden in einem örtlichen Krankenhaus 45 unterernährte Kinder behandelt, 20 von ihnen waren in einem sehr schlechten Zustand, indem der Kindernahrung Pulver von Moringablättern beigegeben wurde. 17 der Schwerstfälle und die 25 weniger schweren Fälle erholten sich wieder vollständig. Unglücklicherweise konnte man den anderen drei Kindern nicht mehr helfen.

Die befragten Personen zeigten eine beträchtliche Erfindungsgabe bei der Zubereitung von Moringaschoten, -samen und -blüten.

Wasserreinigung und Entgiftung

Im Reagenzglas durchgeführte Versuche beweisen die Fähigkeit des Moringabaumes, schädliche Stoffe aus Wasserlösungen zu beseitigen. Sein Nutzen für die Reinigung von Wasser wurde in Universitätsstudien, Laboratorien und in Feldstudien demonstriert.

Diese Eigenschaft ist besonders ausgiebig erforscht worden, weil heutzutage schätzungsweise 1,3 Milliarden Menschen auf der ganzen Welt verunreinigtes Wasser zum Trinken und Kochen benutzen.

G. Folkard und J. Sutherland haben detailliert dokumentiert, wie durch den Gebrauch von zerriebenem Moringasamen gefährlich verschmutztes Wasser gereinigt wurde. Sie haben die Ergebnisse ihrer Untersuchungen in der Zeitschrift »Agroforestry Today« und anderen Publikationen veröffentlicht.

Dies wird auch belegt durch die Arbeit von R. Holmes und anderen, die ihre Ergebnisse im Bericht der internationalen Konferenz »Wissenschaft und Technologie in der Entwicklung der Dritten Welt« an der Universität Strathclyde in Schottland (Glasgow) veröffentlichten. Laut Prof. Geoff Folkard von der Universität in Leicester, England, sind ca. 1,3 Milliarden Menschen in den Entwicklungsländern gezwungen, verunreinigtes Wasser zum Trinken und Kochen zu verwenden.

»Es gibt auf der Welt 6000 Kinder, die jeden Tag sterben, weil sie verdrecktes, giftiges oder schlechtes Wasser getrunken haben. Und dem kann man vielleicht entgegenwirken mit einem echten ›Wunder der Natur‹ – dem Moringabaum!«

(Frank Elstner in der SWR-Sendung »Die große Show der Naturwunder« vom 1. November 2007)

Man geht davon aus, dass jährlich über 6 Millionen Kinder an Krankheiten sterben, die durch unreines Wasser verursacht werden. Experten sind der Auffassung, dass Moringa eine der größten Hoffnungen darstellt, um die Häufigkeit von Krankheiten, die durch verunreinigtes Wasser hervorgerufen werden, zu reduzieren.

Moringa und Pflanzen – Haben Ihre Aquariumpflanzen PMS?

Plant Malnutrition Syndrome – was ist das? Pflanzen-Hormone sind eine relativ neue Einführung im Bereich der Hobby-Aquarianer, während sie im industriellen Bereich schon sehr bekannt sind. Im späten 19. Jahrhundert erforschten Wissenschaftler »Phototropism«, die Fähigkeit von Pflanzen, sich dem Licht zuzuwenden, um ihre Wachstumsmöglichkeiten zu verbessern.

Die daraus folgende Erfindung war Kinetin, das physiologisch außerordentlich aktiv ist, obwohl gerade diese Substanz aus keiner lebenden Pflanzenzelle isoliert werden konnte. Stattdessen fand man ein weites Spektrum ihm ähnlicher Verbindungen, die man allgemein als Hormongruppe der Cytokine benennt.

Die erste aus einer natürlichen Quelle (unreife Maiskörner) isolierte Komponente war das Zeatin. Dieser Botenstoff greift in den Nukleinsäurestoffwechsel ein. Zeatin spielt eine wichtige Rolle für die Pflanzenzelle. Es war bekannt, dass der Wachstumsfaktor in Kokosnussmilch von einer signifikanten Menge an Cytokinen abhängig ist. Das Problem war nun, diese zu extrahieren, ohne sie zu zerstören.

Die Alternative war die Synthetisierung dieses Hormons. Eine Extrahierung von natürlichen Cytokinen aus Pflanzen ist bis heute ausschließlich bei Zeatin gelungen, also einem Inhaltsstoff des Moringabaumes und dessen Provitaminen. Alle anderen Versuche, Cytokine wie Kinetin natürlich zu extrahieren, scheiterten, da die Strukturen der Substanz dabei zerstört wurden.

Moringa – Haustiere und Familie

Mittlerweile leben in Deutschland zirka eine Million Pferde, fünf Millionen Hunde, 7,3 Millionen Katzen, 4,6 Millionen Ziervögel, 5,9 Millionen Kleintiere (Hamster, Meerschweinchen, Hasen und so weiter) und drei Millionen Fische (1,9 Millionen Aquarien, 1,2 Millionen Gartenteiche und 0,4 Millionen Terrarien). Das sind mehr als 27 Millionen Haustiere, die einen Markt von über 3 Milliarden Euro Umsatz – nur in Deutschland – darstellen. In anderen EU-Ländern, wie zum Beispiel Frankreich oder England, sind diese Zahlen noch höher.

Moringa hat auch bei Tieren eine unglaublich positive Wirkung. Natürlich muss die Dosis dem Gewicht und der Größe des Haustieres angepasst werden. Phyto-Previtamine des Moringabaumes helfen zum Beispiel bei **Angst- und Panikpferden.** Sie senken den Stresspegel, erzeugen lang anhaltende Energie, entspannen den Körper und beruhigen nachhaltig vorhandene Hyperaktivität, helfen zum Beispiel gegen **Viruserkrankungen bei Hunden** (wie Leukose und Feline) und bei Immundefizienz, **erzeugen ein glänzendes Fell,** führen zu guter Verdauung durch Enzyme, erzeugen eine gesunde Darmflora, helfen gegen Würmer und Milben, gegen Arthrose, Osteoporose, Hüftgelenkdysplasie (HD), erhalten die Sehfähigkeit und stärken das Gebiss.

Das gilt für Pferde, Katzen, Hunde wie auch für alle anderen Kleintiere.

In Europa und den USA stellen die Gesundheitsproblematik der Haustiere und die verursachten Kosten mittlerweile einen nicht unerheblichen Stressfaktor für Familien dar.
Die meisten Tiere leiden genau wie wir Menschen vermehrt an Übergewicht (fast 40 %, also beinahe jedes zweite Tier).
Bei den meisten Tieren besteht bereits fast 60 % ihrer Körpermasse aus Fett (normal wären ca. 25 %). 50 % der Haustiere leiden unter Bluthochdruck, Hüftproblemen (HD) und Gelenkabnutzungen (Osteoporose), Nierenversagen, Diabetes, Verdauungsstörungen, bösartigen Tumoren und so weiter.
Die Krankheitsbilder von Menschen und Tieren scheinen sich nach Untersuchungen immer weiter anzugleichen, wie der Baden-Württembergische Landestierschutzverband berichtete.
An der Universität in Liverpool wurde bereits vor einiger Zeit das erste Behandlungszentrum für dicke Katzen und Hunde errichtet.
All diese Gesundheitsprobleme bereiten nicht nur im Bereich der Familie oft große Probleme, sondern sie setzen uns durch die vielfältigen notwendigen Gänge zum Tierarzt und den Kauf von teuren Medikamenten auch finanziell unter Druck.
Nicht nur die Menschen, auch ihre Vierbeiner haben ein Gewichtsproblem: **Rund vier Millionen amerikanische Hunde sind zu dick.** Doch nun gibt es die Schlankheitspille für den Hund! Anfang Januar 2007 hat die Arzneimittelbehörde »Food and Drug Administration« (FDA) erstmals ein verschreibungspflichtiges Medikament zugelassen, das Hunden beim Abnehmen helfen soll.
»Slentrol« sei eine »willkommene Ergänzung zu Tiertherapien«, da es immer mehr übergewichtige Hunde gebe, sagt Stephen Sundlof, Direktor für Veterinärmedizin bei der FDA. Nach Schätzungen der Pfizer Pharma GmbH, die das Schlankheitsmittel propagiert, sind fast so viele amerikanische Hunde wie amerikanische Bürger übergewichtig – nämlich bis zu 30 %. Das bedeutet: Das Gewicht des jeweiligen Hundes liegt 20 % über

dem Normalgewicht für die jeweilige Rasse; 5 % der amerikanischen Hunde sind sogar fettleibig.
Der Leiter des Zentrums für Ernährungsgenomik an der Liverpooler Universität weist deshalb darauf hin, dass der einzig wirksame Weg, seinem Hund oder seiner Katze ein langes und gesundes Leben zu ermöglichen, darin besteht, ihnen von Anfang an eine präventive Gesundheitsvorsorge mit natürlichen Provitaminen zu bieten oder ihnen bei bereits bestehenden Leiden eine ganzheitliche Behandlung zu ermöglichen, die aus **mehr Bewegung, weniger fettreichem Fressen und der Zugabe von natürlichen Provitaminen zum Beispiel aus dem Moringabaum mit der vollständigen komplexen Bandbreite von natürlichen Proteinen, Vitaminen, Ölen und Fettsäuren, Spurenelementen, Aminosäuren, Mineralien und Antioxidantien** bestehen sollte.

Moringa – der ayurvedische Wunderbaum

In den Produkten des »Wunderbaumes« Moringa findet man den höchsten heute bekannten Grad an regenerierbarer, effektiver, konzentrierter und natürlich ausgewogener Bio-Verfügbarkeit.

Kein anderes momentan bekanntes natürliches Nahrungsmittel, Getränk oder Öl kann Ihrem Körper, Ihrer Haut oder Ihren Haaren auch nur annähernd so viele Nährstoffe, nämlich elf wichtige Vitamine, zehn wichtige Mineralien und diverse Spurenelemente, alle acht der »essentiellen«, also unbedingt mit der Nahrung aufzunehmenden, Aminosäuren und zehn von zwölf der »nicht essentiellen« – also die von einem gesunden Körper produzierten – Aminosäuren, diverse Omega-Fettsäuren, 27 verschiedene Anti-Inflammatorien und 25 Antioxidantien für eine natürliche ayurvedische, bioaktive und erfolgreiche Gesundheitsprävention zur Verfügung stellen wie der **»Wunderbaum« Moringa.**

Der **Moringabaum** enthält darüber hinaus doppelt so viel Proteine wie Soja, siebenmal so viel Vitamin C wie Orangen, viermal so viel Vitamin A wie Karotten, dreimal so viel Eisen wie Spinat, viermal so viel Kalzium wie Milch, dreimal so viel Potassium und Kalium wie Bananen sowie eine sehr große Menge an natürlichem Chlorophyll und einen hohen Anteil an gesundheitsfördernden Omega-3-Ölen.

Viele bekannte Biochemiker und viele andere Wissenschaftler in den großen Pharmakonzernen haben bei ihrer ständigen Suche nach neuen Wegen und Mitteln, für individuelle Gesundheitsprävention und der Renaissance der Ayurveda-Medizin die Moringa-Pflanze wieder »neu entdeckt« und bezeichnen sie als **»den Wunderbaum« und das »vitaminreichste Gewächs« auf diesem Planeten.**

Fazit: Der **»Wunderbaum« Moringa** stellt nach Meinung vieler Wissenschaftler und auch der meisten alternativen Mediziner die vielseitigste gesundheitsförderndste Pflanze für Menschen und auch Tiere dar, die jemals auf dieser Erde entdeckt wurde.

Hinzu kommt, dass der **Moringabaum** auch noch in hohem Maße den vor kurzem neu entdeckten Botenstoff **Zeatin** enthält.

Abgesehen davon, dass **Zeatin** über eine hohe potente und kraftvolle Wirkung im Anti-Aging-Bereich verfügt und den Alterungsprozess verlangsamen kann, schafft es erst die Basis für die dem Körper zugeführten Vitamine, Mineralien und Aminosäuren, um diese in die Körperzellen einzuschleusen. Ohne diesen Botenstoff verpuffen alle Bemühungen, den Körper punktuell mit teuren Zusätzen zu unterstützen.

Da es den großen Pharmakonzernen trotz des immensen Kapitaleinsatzes bisher nicht gelungen ist, den Botenstoff **Zeatin** zu synthetisieren, haben die wissenschaftlichen Berichte über die außergewöhnlichen gesundheitsfördernden Wirkungskräfte des »**Wunderbaumes**« **Moringa** mit diesem für eine optimale Gesundheitsprävention so wichtigen natürlichen Botenstoff in den USA und in Japan auch im Rahmen der Wiederentdeckung der Ayurveda-Medizin bei den **Moringaprodukten** zu einem wahren Kultstatus geführt.

Liebe Hobbyköche,

lassen Sie Ihrer Kreativität beim Zubereiten von Moringaprodukten freien Lauf. Verwenden Sie die Blätter wie frisches Blattgemüse, die jungen Schoten wie grünen Spargel oder Bohnen, das Pulver zum Verfeinern von Soßen oder Salatdressings.

Bei der Zubereitung von Speisen mit Moringa versuche ich das Geheimnis guter Ernährung offen zu legen, damit in vielen Küchen ein ganzheitliches Bewusstsein für gesundes Essen einkehrt. In der heutigen Zeit ist es wichtig, den Körper gesund zu ernähren, um den ganzen äußeren Einflüssen standzuhalten. Mit Moringa führen Sie Ihrem Körper alle lebenswichtigen Provitamine zu. Denken Sie immer daran: Der Mensch ist, was er isst!

Ich wünsche Ihnen viel Spaß, Gesundheit und Wohlbefinden beim Kreieren neuer Rezepte mit Moringa.

Sabine Glocker (Hesper-Verlag)

Tagliatelle mit frischen Pfifferlingen und frischen Moringablättern

Zutaten (4 Personen):

250 g Tagliatelle
250 g frische Pfifferlinge
4 reife Tomaten
2 Zehen Knoblauch
1 kleine Schalotte

50 g frische Moringablätter
frische Sahne
Butter, Olivenöl, Salz, Cayennepfeffer

- *Pfifferlinge gründlich putzen und mit Olivenöl und Cayennepfeffer marinieren.*
- *Tomaten vom grünen Strunk befreien und in kleine Stücke schneiden, Knoblauch und Schalotten klein hacken.*
- *Butter erhitzen, Knoblauch, Tomaten hinzugeben und mit den Schalottenwürfeln glasig dünsten.*
- *Pfifferlinge in 2 EL Olivenöl kurz durchbraten und zur Tomatensauce geben. Sahne und Moringablätter hinzufügen, mit Salz und Cayennepfeffer pikant würzen und kurz durchschwenken.*
- *Tagliatelle in kochendem Wasser al dente kochen.*

Gebratene Moringaschoten mit Shiitake-Pilzen

Zutaten (4 Personen):

4 große Kartoffeln
200 g Frühlingszwiebeln
250 g Moringaschoten
100 g frische Shiitake-Pilze
1 Bund frischer Koriander
5 g frisch geriebener Ingwer
Sesamöl, helle Sojasoße, Zucker

- *Kartoffeln schälen und würfeln. Anschließend in heißem Wasser weich kochen.*

- *Frühlingszwiebeln putzen, von grobem Grün befreien und in 1 cm lange Stücke schneiden. Moringaschoten schälen und schräg halbieren. Shiitake-Pilze je nach Größe halbieren oder vierteln.*
- *Sesamöl in einer beschichteten Pfanne erhitzen. Frühlingszwiebeln, Moringaschoten und Pilze ca. 5 Minuten braten. Kartoffeln hinzugeben, weitere 2 Minuten braten und mit Sojasoße und Prise Zucker würzen. Ingwer und fein gehackten Koriander dazugeben.*
- *Kleiner Tipp: Verfeinern Sie das Gericht mit etwas Kokosmilch.*

Zitronengrassuppe mit Tofu

Zutaten (4 Personen):

200 g Tofu
1 Stange Zitronengras
150 ml Gemüsefond
1 Lorbeerblatt
½ Chilischote, entkernt
¼ l Kokosmilch
1 TL Zitronensaft
1 TL Moringapulver
Zucker, Salz, Sojasoße
weißer Pfeffer aus der Mühle

- *Tofu abtrocknen, in kleine Stücke schneiden.*
- *Zitronengras flach klopfen und in dünne Ringe schneiden. Die Zitronenblätter mit dem Zitronengras in einen Topf geben. Mit Gemüsefond aufgießen, Lorbeerblatt und Chilischote zugeben, aufkochen und 10 Minuten*

bei geringer Temperatur köcheln lassen. Vom Herd nehmen und ein paar Stunden ziehen lassen. Durch ein feines Sieb passieren.

- *Tofu und die Frühlingszwiebeln in den Fond geben, mit Sojasoße abschmecken und 20 Minuten köcheln.*
- *Kokosmilch, Zitronensaft, Zucker, Salz, Pfeffer, Moringapulver hinzugeben.*

Getränke

Ingwertee mit frischen Moringablättern (1 Liter)

50 g frisch geriebener Ingwer
50 g frische Moringablätter
Saft einer Zitrone
Stevia

- *Ingwer, Moringablätter, Zitronensaft und Stevia (nach Geschmack) mit 1 Liter 50 °C warmem Wasser übergießen und abkühlen lassen.*

Moringatee mit Süßholz (1 Liter)

- *1 EL Moringapulver und Süßholzraspeln (nach Geschmack) in ein Teesieb geben, mit einem Liter 50 °C warmem Wasser übergießen und 7 Minuten ziehen lassen. Schmeckt auch sehr gut eisgekühlt.*

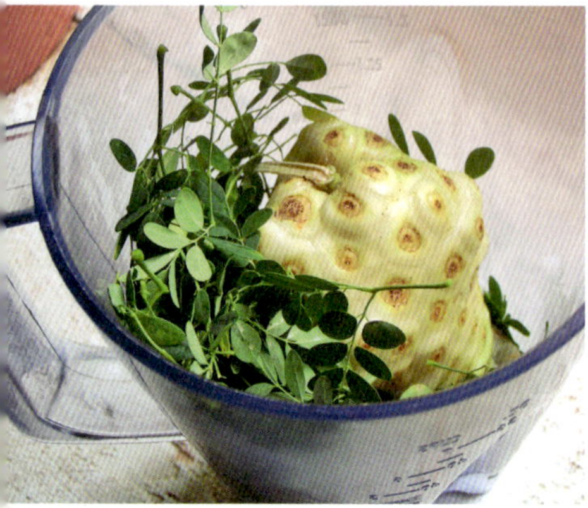

Cocktail »Sabines Traum«

Ca. 50 g frische Moringablätter mit feinen Stielen
1 Nonifrucht, frisch, nicht allzu reif
Steviapulver, in Wasser gelöst
1 kleine Zitrone
1 Minibanane
Eiswürfel
nach Belieben: weißer Rum

- *Moringablätter kurz unter fließendem Wasser waschen, unabgetropft in den Mixer geben.*
- *1 Nonifrucht, leicht gelb, aber noch nicht zu reif, in mittelgroße Stücke schneiden und ebenfalls in den Mixer geben.*
- *½ Minibanane in Stücke geschnitten hinzufügen.*
- *Ca. 2–3 dl kaltes Wasser dazugeben.*
- *Erst auf unterer, dann auf oberster Stufe 1–2 Minuten lang mixen.*
- *Dann gelöstes Steviapulver nach Belieben hinzufügen.*
- *2 Eiswürfel in den Mixer geben.*
- *Nochmals gut durchmixen.*
- *Das Ganze durch ein Kaffeesieb abseihen.*
- *Saft in ein schönes Glas geben.*
- *½ Mini-Zitrone an den Glasrand stecken.*
- *Nach Belieben einen kleinen Spritzer weißen Rum obendrauf gießen. Fertig!*
- *Genieße den Natur-Vital-Saft als Apero!*
- *Zitronensaft nach Belieben direkt ins Glas pressen.*

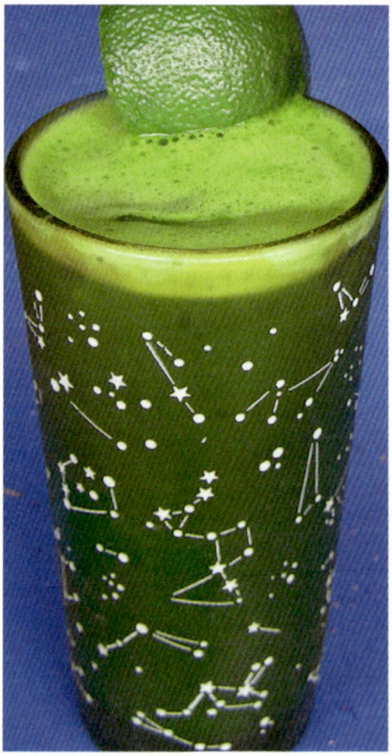

Ergänzung von Co-Autor Hans-Peter Zgraggen:
Den ausgesiebten Blattrest und die anderen groben Pflanzenteile kann man im Kühlschrank ein paar Tage aufbewahren und ins Müsli beigeben!

Der Schweizer am 13. Juli 2008:
»Ich habe sie heute Morgen in das Essen meiner vier großen belgischen Schäferhunde gemischt: Es gab Gerste gekocht mit Huhn, und der Moringabrei gab die nötigen Vitamine: Die Hunde dankten es mit Heißhunger und einem auffallend glänzenden Fell!«

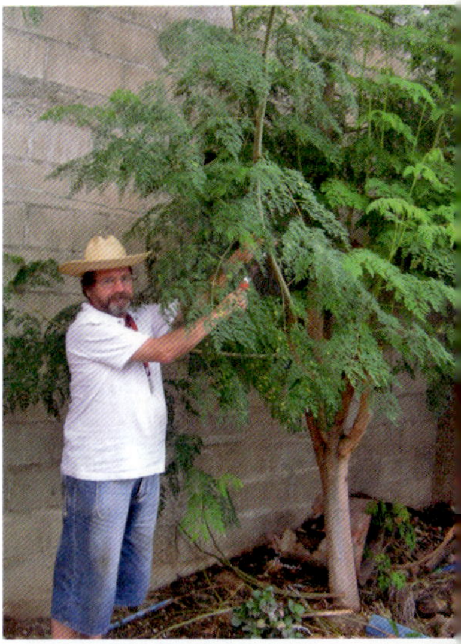

Co-Autor Hans-Peter Zgraggen

Phylos der Tibeter

Hier teilt sich der Weg

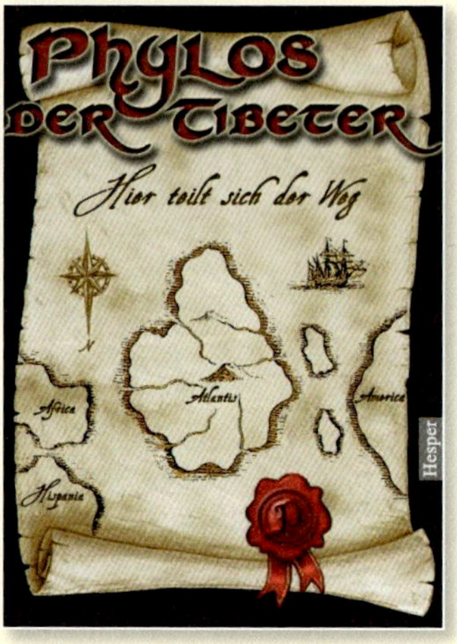

Phylos der Tibeter ist eine fantastische Reise durch die Zeit und den Raum. Zum einen eine Zeitgeschichte und zugleich spirituelle Heldensage. Der Reisende durchquert die Jahrtausende und Zivilisationen im Laufe seiner Wiedergeburten – von der mysteriösen Zeit auf Atlantis bis hin zur heutigen Zeit.

Eine außergewöhnliche Geschichte, die dem neugierigen Leser den Weg zeigt, der zum einen sehr wissenschaftlich ist und zum anderen die verborgenen Wege der Seele erklärt. Das mysteriöse Buch von Phylos gegeistert seit über einem Jahrhundert mehrere Generationen von Lesern, so auch Albert Einstein, John F. Kennedy, John Lennon, Linda + Paul McCartney, Shirley McLaine, Admiral Byrd, Erich von Däniken, Elisabeth Haich und viele andere. Edgar Cayce überprüfte die Angaben von Phylos und bestätigte sie.

Gibt es ein Leben nach dem Tod?
Was ist Karma?
Besitzen wir alle eine Schwesterseele?
Gibt es einen Himmel?
Was ist das Nirvana?
Gab es Atlantis?
Wo lag es?
Welche Technologie besaßen die Atlanter?

Dieses Buch beantwortet auf zeitlose Weise die Fragen nach dem Sein und dem Sinn des Lebens. Phylos beschreibt sein Leben auf Atlantis, die hochentwickelte Technologie der Atlanter, ihr politisches System und ihre Handelsgeschäfte. Doch er begeht einen schwerwiegenden Fehler. Später, wiedergeboren im 19. Jahrhundert, muss er seinen alten Fehler begleichen …

Doch lesen Sie selbst die spannende Geschichte von Phylos dem Tibeter!

Bestellungen unter: www.hesper-verlag.de · Tel. 06 81 / 83 19 043

Autor: Phylos the Thibetan
Verlag: Hesper-Verlag
Übersetzung: Sabine Glocker

Seiten: 448, Hardcover
ISBN: 978-3-00-021706-7
Preis: 24,90 Euro

Das Geheimnis des Pater Ernetti

Die Zeitmaschine im Vatikan

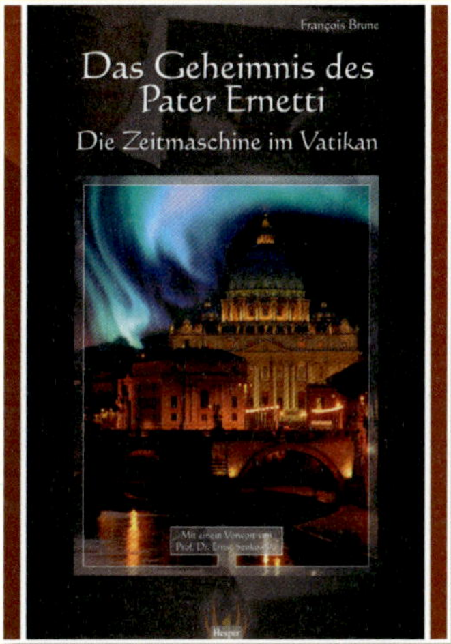

Unterdrückt der Vatikan eine ungeheuerliche Erfindung?

Befinden sich in einem Schweizer Tresor die Reste einer Apparatur, die unsere Geschichte auf den Kopf stellt?

Bis zu seinem Tod beteuerte der italienische Benediktiner-Pater Emilio Ernetti, eine »Zeitmaschine« konstruiert zu haben, mit der es möglich war, in die Vergangenheit zu schauen. Mehrmals wurde er deswegen vor die höchsten kirchlichen Würdenträger zitiert, um in geheimen Sitzungen über das Schicksal Jesu zu berichten.

Mit detektivischem Eifer folgte der französische Pater François Brune der Fährte seines Freundes, um mehr über die geheimnisvolle Erfindung herauszufinden. Seine Spurensuche führte ihn bis ins Büro des früheren italienischen Ministerpräsidenten.

Pater François Brune wurde 1931 in Vernon (Frankreich) geboren. In Paris und Tübingen studierte er Philosophie und Theologie. Später erhielt er ein Diplom in Latein und Griechisch an der Sorbonne in Paris. Weiter studierte er die Heilige Schrift am Biblischen Institut von Rom. Parallel dazu verfasste er etliche Sachbücher über mystische und religiöse Themen.

Bestellungen unter: www.hesper-verlag.de · Tel. 06 81 / 83 19 043

Autor: François Brune
Verlag: Hesper-Verlag
Übersetzung: Sabine Glocker/ Prof. Dr. Ernst Senkowski

Seiten: 160, Softcover
ISBN: 978-3-9813262-2-2
Preis: 17,90 Euro

365 Tage Rohkost

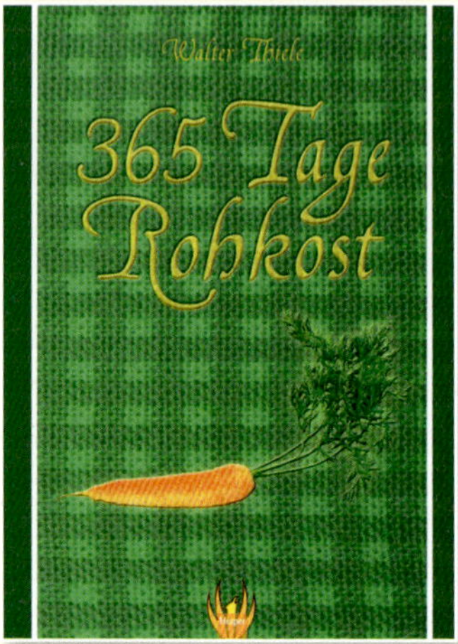

365 Tage Rohkost – im wahrsten Sinne des Wortes. In diesem Buch finden Sie einen Ernährungsplan, für das ganze Jahr!

„Gewaltig marschiert die Rohkostbewegung vorwärts und leitet nicht mehr Hunderte, sondern Tausende hin auf den Weg, der in Verbindung mit Sonne und Luft zur Gesundheit führt.

Eine Bewegung ist es, nicht etwa ein Verein, eine Partei oder eine neu erfundene Patentlösung, nein, eine Bewegung, gezeugt durch die Natur und geboren aus dem Innersten des Menschen, zur natürlichen Abwehr der fortschreitenden Überfeinerung, jenem grauen Schatten unseres sogenannten Kulturlebens – eine Bewegung, die jeden mitreißt, der instinktiv den nahen Kulturtod in sich spürt.

Trotz aller Maßnahmen nehmen die Krebskrankheiten erschreckend zu. Unendlich Vieles wird dagegen unternommen und kein Mittel gescheut. An das Naheliegendste aber – die grundverkehrte übliche Ernährung, die Ursache aller inneren Erkrankungen – wird nicht gedacht."

(Walter Thiele)

Bestellungen unter: www.hesper-verlag.de · Tel. 06 81 / 83 19 043

Autor: Walter Thiele
Seiten: 168, Hardcover
(gebundene Ausgabe)

Verlag: Hesper-Verlag
ISBN: 978-3-9813262-6-0
Preis: 17,90 Euro

Hesper

Natürliche Heilkunst – Gesunden durch Rohkost

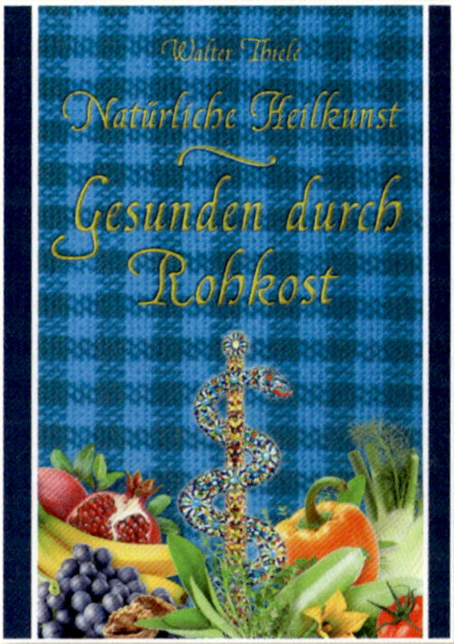

Natürliche Heilkunst von A-Z

Ist Gesundheit nicht alles? Denn ohne Gesundheit ist alles nichts!

„Was haben wir Menschen in unserer Krankheitsnot nicht schon alles unternommen, keinen Weg gescheut und keine Heilweise unversucht gelassen, um endlich gesund zu werden! Das kostbare Gut jedoch, blühende und dauernde Gesundheit, fanden wir nicht.

Der verhältnismäßig gesunde bzw. noch nicht kranke Mensch kann es sich leisten, allmählich zur naturgemäßen Lebens- und Ernährungsweise überzugehen, vielleicht aufgerüttelt durch erste Erfahrungen anderer. Der schwerkranke, von Giftstoffen schon überschwemmte Mensch kann nur noch Heilung bzw. Linderung erwarten bei sofortiger Anwendung von Rohkost."

(Walter Thiele)

Bestellungen unter: www.hesper-verlag.de · Tel. 06 81 / 83 19 043

Autor: Walter Thiele
Seiten: 192, Hardcover (gebundene Ausgabe)

Verlag: Hesper-Verlag
ISBN: 978-3-0813262-9-1
Preis: 17,90 Euro

Hesper

Tranzparenz schafft Vertrauen

Moringa-Produkte kontrollierter Qualität bekommen Sie in gut sortierten Bio- und Naturkostläden, Reformhäusern und bei unseren Versandhandelspartnern im Internet. Bitte fragen Sie noch heute an, wir nennen Ihnen gern einen unserer Moringa-Partner in Ihrer Nähe:

Sanleaf Europe GmbH: 035692 - 66933
kundenservice@sanleaf-europe.com

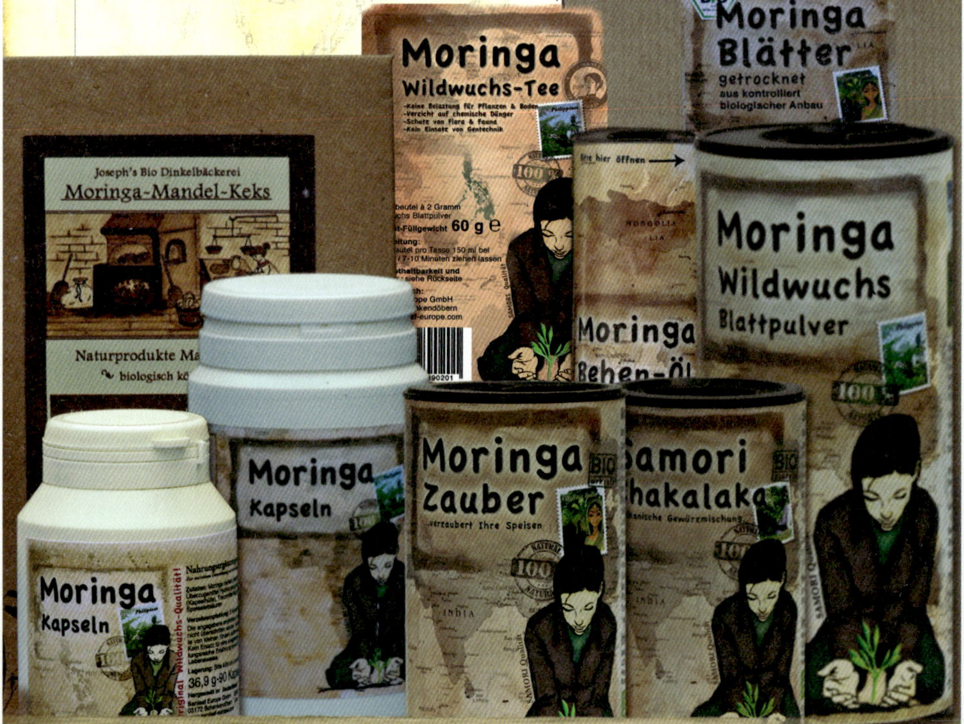

Alle Produkte und Partner unter:
www.moringa-europe.com